LA RÉGÉNÉRATION

DE

L'HOMME

PAR LE TRAITEMENT DU FOIE

DOCTRINE VÉRIFIÉE PAR TRENTE ANNÉES D'EXERCICE
DE LA MÉDECINE A PARIS

> « L'homme universel est un homme superficiel
> « Et la profondeur n'existe que dans la spécialité.

PAR LE DOCTEUR

TONY DUNAND (du Jura)

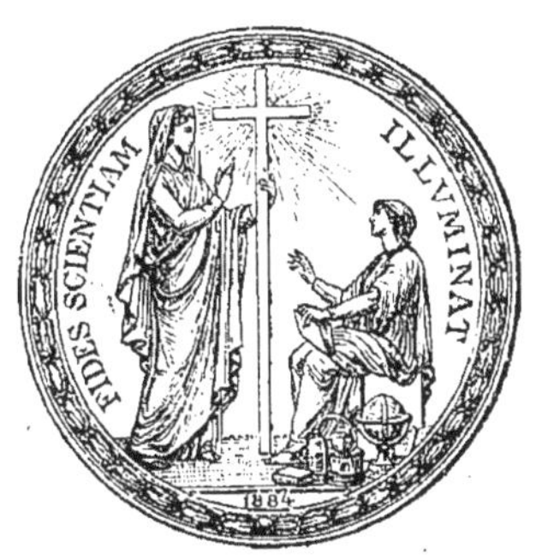

PARIS

BERCHE ET TRALIN, LIBRAIRES
69, rue de Rennes, 69.
1884.

93

LA RÉGÉNÉRATION

DE

L'HOMME

PAR LE TRAITEMENT DU FOIE

DOCTRINE VÉRIFIÉE PAR TRENTE ANNÉES D'EXERCICE
DE LA MÉDECINE A PARIS

> « L'homme universel est un
> homme superficiel
> « Et la profondeur n'existe que
> dans la spécialité.

PAR LE DOCTEUR

TONY DUNAND (du Jura)

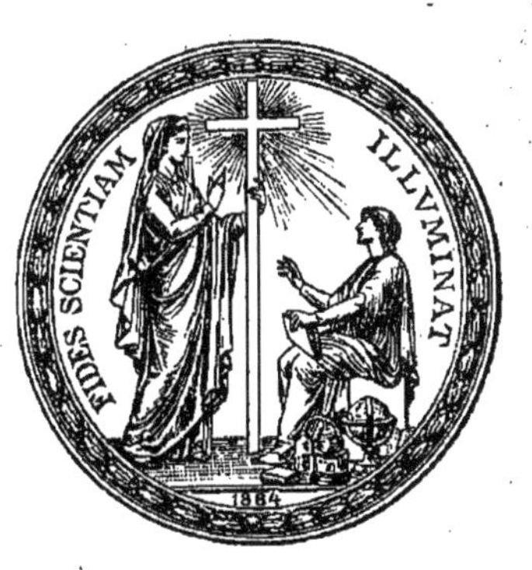

PARIS

BERCHE ET TRALIN, LIBRAIRES.

69, rue de Rennes, 69.

1884.

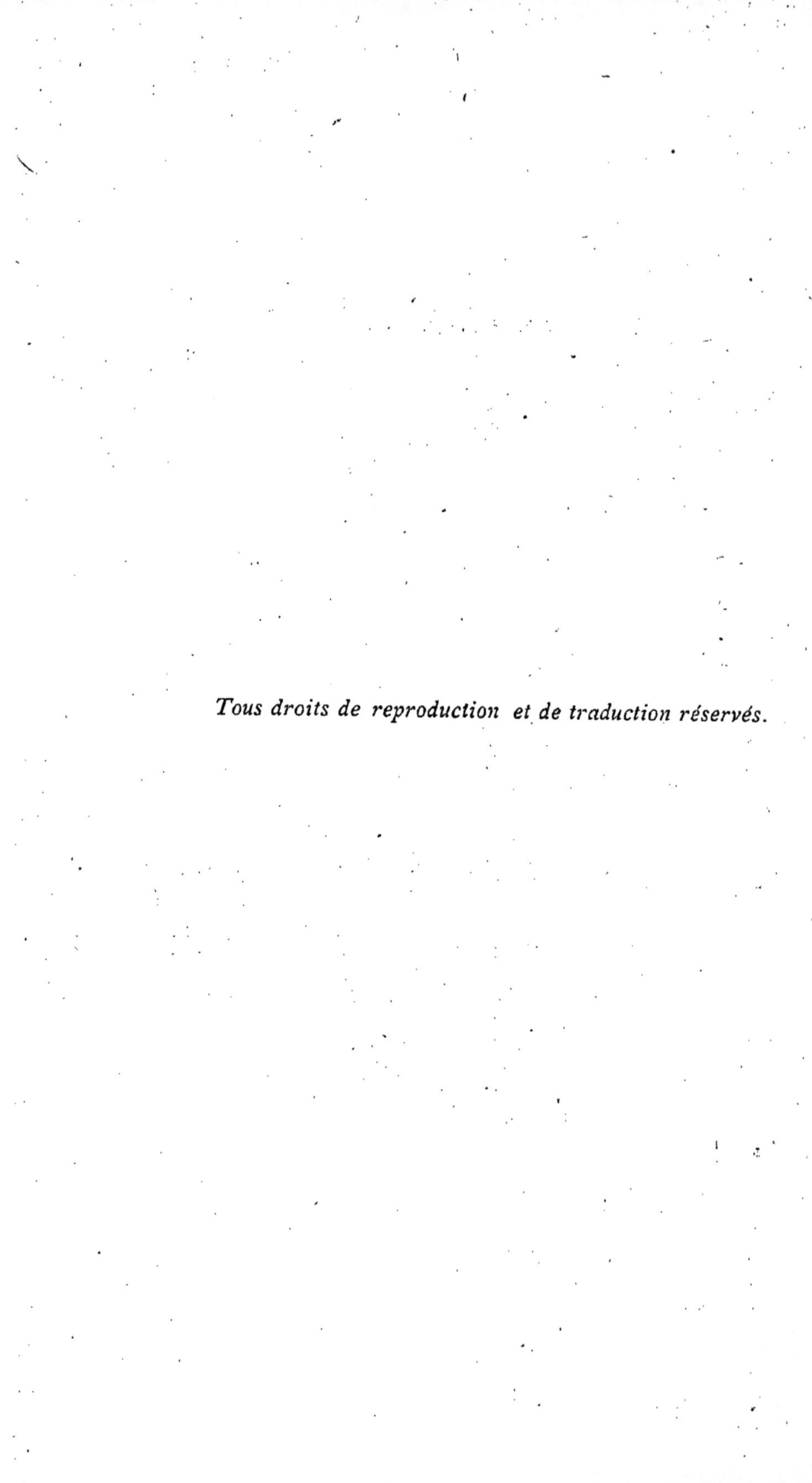

AVANT-PROPOS.

Depuis quatre ans, usé par la fatigue, j'ai dû quitter Paris, et suspendre mes travaux pour chercher dans le repos l'élément réparateur de mes forces. Néanmoins, il est difficile au médecin de jouir d'une quiétude absolue ; constamment, il est sollicité par ceux qui souffrent, et qui espèrent en lui. Comme j'étais obligé, le plus souvent, de refuser mes soins, les malades ne cessaient de répéter : du moins, Docteur, que ni vos doctrines, ni vos médicaments ne soient perdus après vous, vulgarisez-les !

Vulgariser mes doctrines était chose facile. Je n'avais qu'à écrire une brochure comme celle que je publie aujourd'hui ; tandis que je ne voyais pas le moyen de vulgariser mes spécialités, la partie pharmaceutique ayant été presque toujours ma pierre d'achoppement.

En ma qualité de médecin *spécialiste*, je dus constituer des remèdes *spéciaux* qui nécessitèrent de laborieuses préparations, tout en exigeant des soins particuliers. Or, il arriva ordinairement que les pharmaciens, absorbés par leurs affaires courantes, négligeaient mes préparations et les confiaient à un élève, même à un garçon de laboratoire ; alors je n'obtenais plus les effets curatifs attendus.

Réfléchissant que la loi m'accorde le droit de préparer moi-même mes spécialités, je me décidai à les faire fabriquer chez moi, sous ma direction. Je sauvegardais ainsi la santé de mes clients ; mais un tel surcroît de travail acheva d'user mes forces, et je fus obligé de prendre une retraite prématurée.

Aujourd'hui, malgré mon ardent désir d'être utile à mes semblables, je ne pourrais répondre aux vœux qui me sont exprimés, si les circonstances ne m'avaient fourni des collaborateurs sûrs et dévoués. C'est grâce à ce précieux concours qu'il m'est permis de faire encore quelque bien. Pour le réaliser plus largement, je fais appel à la bonne volonté de mes honorés confrères.

Ils savent, comme moi, que tous les jours, et à chaque instant, on entend dire : *La médecine ne fait pas de progrès, la chirurgie, seule, marche en avant.* Cela est malheureusement trop vrai ! Je dis plus, je prétends que, si l'on n'y prend garde, on est exposé avant peu à n'avoir que le SCEPTICISME pour seule doctrine médicale. Hé bien ! veut-on éviter ce mal ? Que l'on prenne la peine de soumettre mes doctrines à l'expérience, et bientôt on reconnaîtra que j'apporte *une base* à la science médicale, une base sur laquelle on édifiera *à coup sûr.*

Je suis loin de prétendre avoir atteint la perfection ; mais *je sais* que j'ai creusé un *sillon nouveau* où j'ai *toujours* recueilli de bons fruits. Que mes honorés confrères daignent le cultiver, qu'ils l'arrosent et le fertilisent, et l'on n'entendra plus redire : *La médecine ne fait pas de progrès.*

L'état de mes forces me condamnant encore au repos, je me mets à la disposition de mes collègues, tout prêt à leur fournir les renseignements dont ils auront besoin ; car, par la pratique, ils jugeront bien vite que *purger est tout une science.*

Amiens, 17 janvier 1884.

Dr T. DUNAND (du Jura).

Dépôt des médicaments chez :

§ I.

Comment j'ai découvert les fonctions dépuratives du foie.

On a constaté généralement que les plus grandes découvertes sont filles du hasard, mais moi je dis : *de la Providence.*

La vapeur soulève un couvercle de marmite, et l'agite sous les yeux de Papin, il cherche aussitôt le moyen d'utiliser cette force dont son esprit observateur s'est emparé. Une pomme tombe devant Newton, et il puise dans cet accident la loi de la gravitation des mondes. Il en est de même pour la plupart des bienfaiteurs de l'humanité.

Un fait a été également *le principe* de mes travaux, et je souligne les mots : UN FAIT. Rien n'est brutal comme le fait, proclame-t-on, il passe toute démonstration ; mais pour l'observateur cela ne suffit pas, car après avoir constaté le fait, il en veut l'explication.

Or voici le fait qui a déterminé mes recherches, puis mes découvertes sur le foie : je soignais infructueusement, depuis quelque temps, un malade atteint de *syphilis squameuse*[1] ; vainement j'avais employé tous les remèdes préconisés par la science officielle. Ce malade eut un jour un violent embarras gastrique avec fièvre, si bien que je me vis obligé d'employer les évacuants : vomitifs et purgations répétées. Lorsque cette crise eut cessé, je fus bien étonné de voir que non seulement la majeure partie des écailles avait disparu, mais qu'une profonde modification s'était effectuée dans l'état du sang !

Tel est le fait brutal dont je fus le témoin ; mais il me

---

[1] On nomme ainsi une maladie de la peau, venue d'infection du sang par le virus vénérien, maladie caractérisée par la production rapide et presque générale de larges écailles répandues sur la plus grande partie du corps.

restait à en connaître *la raison,* ou mieux *le mécanisme,* et comme l'*évidence* me démontrait que l'amélioration imprévue était le résultat de l'action des anti-bilieux sur le foie, il en résultait cette question : *Le foie est-il donc et* SURTOUT *un organe dépurateur ?*

L'expérience seule pouvant me donner la réponse, je me mis à l'œuvre aussitôt.

§ II

Comment je parvins à m'expliquer les fonctions dépuratives du foie.

Ayant lu de nouveau nos auteurs classiques, j'eus vite constaté combien le foie avait été peu étudié. En effet toutes les connaissances acquises se résumaient en quelques mots : « *Le foie est une glande destinée à préparer la bile nécessaire à la digestion ; et ce liquide est évacué par les selles avec les matières fécales.* Enfin, les récentes découvertes de l'illustre Claude Bernard complétaient ce tableau en attribuant au foie *la formation du sucre et de la graisse.* »

Voilà quel était l'état de la science en l'an de grâce 1854 ; époque à laquelle je commençai mes recherches. L'attention des savants avait été si peu attirée sur le foie, avant mes travaux, que l'on entendait très-rarement le médecin accuser quelqu'un d'une maladie de cet organe ; et s'il la découvrait, c'était quand il n'y avait plus de remède, alors que le foie débordait les côtes. Il n'en a plus été de même à mesure que paraissaient mes publications. La première date de 1860 ; c'était une petite brochure intitulée : *Considérations nouvelles sur le système nerveux.* J'y expliquais le rôle du fer dans le sang, et déjà j'indiquais l'action régénératrice du foie sur le sang. La deuxième était aussi une brochure traitant de : *La cure radicale des maladies chroniques.* J'avais développé davantage dans cet écrit mes connaissances acquises sur les fonctions dépuratives du foie. Enfin, en 1870, je fis paraître un livre de 400 pages qui a été très répandu, dont le titre était : *Une révolution en médecine.*

A partir de cette époque surtout, les personnes avec lesquelles j'étais en relation me disaient souvent : Docteur, c'est incroyable comme vos confrères voient *fréquemment* les maladies du foie depuis vos écrits ; mais ce qui nous divertit le plus, c'est de leur entendre *réciter* ce que vous avez dit, tout en se gardant bien de vous nommer. — Hélas ! répondais-je, je leur pardonne de tout cœur cette injustice, heureux que je suis de leur avoir donné le moyen de faire plus de bien.

Je pense que le lecteur m'excusera d'avoir cité ce petit fait personnel, car il comprendra que l'auteur d'une découverte ne peut trop insister pour revendiquer *ses droits.*

Cela dit, commençons notre étude que je m'efforcerai de présenter le plus simplement possible, tout en suivant la route que j'ai dû me frayer afin d'ouvrir le passage à d'autres. Il faut d'abord faire connaître le foie ; mais le difficile est de donner les définitions indispensables, sans fatiguer le lecteur par les termes d'anatomie. Je veux essayer néanmoins de remplir ce programme.

Je commence par indiquer la situation du foie qui est placé à droite, immédiatement sous les fausses-côtes ; et j'évite une première description anatomique en indiquant un moyen facile, plus rapide et plus concluant qu'une dissertation, *c'est de voir.* Pour cela, il suffit d'ouvrir la peau du ventre à un lapin *mort,* de la couper le long des fausses-côtes de chaque côté, puis de la rabattre. Comme cela, on jugera d'un seul coup du volume du foie, de ses rapports avec les organes voisins, et de sa forme.

Comme volume, on constatera qu'il est *le plus volumineux* des organes ; et comme rapport, on songera au voisinage des poumons qui sont au-dessus, séparés du foie par une mince cloison qui est le diaphragme ; on regardera comment le rein ou rognon droit est recouvert par un lobe hépatique ; mais j'attire surtout l'attention sur la partie qui recouvre l'estomac, et j'avertis aussitôt d'une erreur trop générale : c'est d'attribuer à l'estomac la majeure partie de ses douleurs, tandis que j'ai constaté, durant ma longue carrière, que ces prétendues douleurs *gastriques* sont véritablement des *coliques hépatiques*.

Après avoir vu l'extérieur de l'organe, on ne sera pas fâché de savoir ce qu'il y a dedans? Mais si vous le coupez, ami lecteur, vous ne verrez qu'un tissu marron et rien de plus ; tandis qu'à l'aide du microscope les savants ont découvert une organisation des plus merveilleuses. Je vais la faire connaître en quelques mots : à l'exception de la *capsule de Glisson* qui sert d'enveloppe et de charpente au foie pour le pénétrer ensuite, cet organe est un composé de petites cellules nommées *granulations* ayant un millimètre et demi à deux millimètres au plus. Au centre de chaque granulation se trouve une sorte de *tamis* formé par le réseau biliaire : telle est la structure du foie. Il va sans dire que dans tout cet appareil il y a des vaisseaux sanguins qui lui apportent sa nourriture et des filets nerveux chargés d'avertir s'il souffre ; puis les canaux destinés à laisser couler la bile depuis les granulations jusqu'à la vésicule biliaire, et de là dans le duodénum ; mais tous ces satellites n'ont aucune participation au rôle que nous croyons devoir attribuer au foie, ils nous intéressent peu et nous les laissons de côté pour étudier *la veine-porte* qui va nous donner la clef de ce que nous cherchons.

La VEINE-PORTE est chargée de ramener dans le foie tout le sang de *l'intestin*, des *reins*, de la *rate*, de *l'estomac* et du *pancréas ;* c'est-à-dire de tous les organes contenus dans l'abdomen, ou à très peu de choses près. Arrivée sous le foie en un tronc *unique*, elle pénètre dans l'organe pour se ramifier à l'infini, de façon qu'elle apporte un rameau dans chacune des granulations afin d'y faire passer le sang au travers du *crible* biliaire. Une fois cette opération terminée, le sang reprend sa course par d'autres veines nommées *sus-hépatiques* destinées à le ramener au cœur par la *veine-cave-inférieure.*

Étant *données* ces notions générales, essayons de nous rendre compte *du rôle* de l'organe, et voyons d'abord si l'ancienne doctrine nous en fournit une explication *satisfaisante* quand elle accorde simplement au foie *le soin* de préparer la bile nécessaire à la digestion. Voyons en outre si le foie est bien *une glande* comme cela est encore professé.

Et d'abord, observons-nous en examinant le volume du foie, comment se fait-il que le Créateur ait jugé *nécessaire* une glande aussi *énorme* pour accomplir une aussi mince besogne?... car il faut relativement peu de bile pour aider à l'acte digestif, si bien qu'une glande *ordinaire* eût suffi largement à cet emploi. Il est évident, devons-nous penser, que là n'est pas *la véritable raison* du volume ni de la structure si compliquée du foie. Il doit être dévolu à cet organe une fonction dont l'importance sera en rapport avec sa capacité.

D'autre part, dirons-nous, *le foie est-il bien une glande?* — Pour moi, plus j'ai examiné la structure de l'organe, moins je lui ai reconnu les caractères d'une glande proprement dite; tandis que je n'ai pu m'empêcher d'établir entre le foie et les poumons un parallèle frappant!...

En effet, le foie comme les poumons n'est autre qu'un amas de cellules formées par l'épanouissement de l'enveloppe extérieure ; et dans le foie comme dans les poumons je vois un ordre de vaisseaux amenant dans chaque cellule un sang *anormal* qui en sort purifié.

Certes, est-on obligé de convenir, voilà une opération qui n'est pas celle d'une glande; car nulle part on ne constatera la moindre modification dans le sang qui vient de donner à une glande le suc qu'elle lui a demandé en passant ; enfin, nous ne trouvons dans aucune glande cet appareil spécial formé au centre de la cellule hépatique par le réseau biliaire.

En dernier lieu, et si nous observons bien ce qui se passe dans la cellule hépatique, nous sommes forcés de convenir que si la paroi de la cellule est tapissée d'une membrane semblable à celles des glandes, ce n'est pas cette membrane qui *opère* sur le sang, mais bien *le réseau biliaire* qu'il traverse avant de regagner les veines *sus-hépatiques.*

Tel est l'ensemble des considérations qui m'ont conduit à juger que le foie *n'est pas une glande*, mais avant de *prononcer* mon jugement, je laissai parler *l'expérience* qui est la plus puissante des démonstrations.

La similitude de la constitution du foie et des poumons m'avait vivemement frappé, ai-je dit ; et cela devait me conduire à cette déduction : *Puisque les poumons sont des organes* ESSENTIELLEMENT *dépurateurs du sang, le foie doit être lui aussi* ESSENTIELLEMENT *un organe dépurateur*. Et, bien que l'acte dépuratif s'accomplisse d'une façon *identique* dans les deux organes, chacun d'eux porte plus spécialement son action sur des principes différents du sang.

En effet, le sang vient se *régénérer* dans les poumons par le contact de l'oxygène respiré, ce qui le dépouille de *l'acide carbonique* dont il était surchargé, et lui rend sa qualité vitale. Mais comme cette opération s'accomplit seulement par une *transformation* de gaz, il ne reste aucun dépôt ou *matras* dans les cellules pulmonaires.

Il n'en est pas de même pour le foie qui opère sur les parties *solides* du sang, en sorte qu'après avoir passé dans le *crible biliaire,* ce liquide laisse dans le tamis, le *produit de sa dépuration* sous la forme d'un dépôt ou matras, qui n'est autre que *la bile.*

Quels sont les matériaux du sang qui sont *aptes* à se transformer en bile ?

Cette question se présenta aussitôt à mon esprit ; et pour la résoudre, j'interrogeai d'abord les connaissances acquises sur *la nature du sang* de la *veine-porte ;* mais je n'y trouvai rien de concluant, de satisfaisant. La science avait simplement constaté que le sang de la veine-porte contient plus de *cruor,* sans expliquer ce qui produit cette qualité. Je vis bien aussi que l'on attribuait à la bile une nature *excrémentielle ;* et là encore on ne disait pas de *quelles parties* sanguines venait cet excrément.

Pour combler cette lacune, je n'avais d'autre moyen que l'expérience, ai-je énoncé déjà, c'est donc à elle que je m'adressai.

Je possédais comme *point d'appui* le FAIT signalé dans mon premier paragraphe ; et comme j'avais en ce moment de nombreux éléments d'étude, je continuai à faire *réagir* le foie contre les parties sanguines dénaturées par le virus syphilitique ; si bien que durant *seize mois* je vis se reproduire *constamment* le même phénomène qui m'avait révélé la fonction dépurative du foie.

Je ne m'arrêtai pas là, je voulus savoir si les parties sanguines corrompues par les vices de l'air respiré ou *miasmes* sont susceptibles de se transformer en bile. Après dix mois d'expérience je répondais par l'affirmative.

Fort déjà de ces deux premiers résultats, je me mis à chercher si le sang altéré dans ses parties constitutives *non équilibrées,* était susceptible d'être modifié, reconstitué par le filtrage hépatique, et je ne tardai pas à constater que ce travail réparateur s'accomplissait dans le foie comme je l'avais supposé.

En un mot, après *dix années* de minutieuses observations, je pouvais formuler avec *certitude* l'axiome suivant : LE FOIE CONVERTIT EN BILE TOUTES LES PARTIES ALTÉRÉES DANS LE SANG, QUELLE QUE SOIT L'ORIGINE OU LA NATURE DE CETTE ALTÉRATION.

Cette connaissance étant acquise, je fis mes diverses publications qui sont allées en progressant, comme ma certitude elle-même s'est fortifiée par mes trente années de pratique.

Il ressort donc de tout ce qui précède que l'on ne doit plus dire comme par le passé :

Le foie est une glande destinée à préparer la bile nécessaire à la digestion ; mais bien : *Le foie est* ESSENTIELLE-

MENT *et* AVANT TOUT *le principal dépurateur du sang qu'il dé- pouille de toutes ses altérations morbides pour les convertir en bile* et par une de ces merveilles qui sont de coutume chez le Créateur, *le résidu de la dépuration,* LA BILE, *sert à l'acte digestif.*

Telle est, selon moi, la formule *exacte* à employer désormais ; car elle enseigne en peu de mots la véritable fonction du foie. Enfin, en envisageant cet organe selon son action réelle, qui est d'être *essentiellement* dépurative, nous ne sommes plus surpris comme au début de notre étude, si nous considérons le volume important du foie, parce que nous comprenons qu'il est bien en rapport avec le rôle que nous lui connaissons à présent.

Mais nos observations ne doivent pas s'arrêter à ces derniers considérants ; car nous pouvons juger que mes doctrines opèrent vraiment *une révolution en médecine,* et l'une des plus importantes !

En effet, le foie ayant été classé parmi *les glandes,* on a condamné les évacuants sous prétexte qu'en *irritant* la glande ils l'obligeaient à opérer de nouvelles *sécrétions.*

De là est née cette idée généralement répandue : *Quand on se purge, il faut se purger toujours,* parce que les purgatifs *excitent* le foie à faire de la bile.

Or, cela n'est pas ainsi ; et si on avait quelque peu réfléchi, (même en admettant que le foie est une glande) on n'eût pas *osé* propager une telle erreur. On aurait raisonné comme la cuisinière qui proclame que pour faire un *civet* il faut *un lièvre ;* et on se serait dit que pour *faire de la bile* il faut qu'il y ait *dans le sang* des éléments capables de produire cette humeur. Sans cela, pas plus de bile que de civet sans lièvre.

Quant à nous, ce dernier motif n'est pas la seule force de nos réflexions ; car nous savons *que le foie n'est pas une glande,* et que le sang traverse ses granulations pour s'y dépouiller des principes morbides, comme il traverse les cellules pulmonaires pour être débarrassé de son acide carbonique.

Et nous disons : Si *le résidu* de l'épuration hépatique reste *stationnaire* dans les granulations de manière à *obstruer le crible*, l'acte dépuratif du foie est entravé. Mais si, par des évacuants sagement administrés, on débarrasse le crible de ce qui l'empêche de fonctionner, il renouvelle aussitôt son filtrage pour garder de nouveaux dépôts que le médecin doit enlever *de suite* afin de permettre à l'acte dépuratif de se reproduire *tant* que le sang fournira de matériaux propres à faire de la bile.

Tel est *le mécanisme* des fonctions du foie. Tel est le moyen *infaillible* de régénérer le sang, et avec lui l'homme tout entier.

§ III.

Conséquences de l'action dépurative du foie.

A présent que nous connaissons les fonctions du foie, *de ce grand dépurateur du sang*, nous comprendrons sans peine qu'il aura d'autant plus à travailler que le sang sera plus altéré. Il est triste d'être obligé de le reconnaître ; chacun de nous, à notre époque, possède un sang plus ou moins vicié, soit par des faits personnels, soit par voie d'hérédité ! !....

Si aux vices du sang proprement dits, aux défauts de proportion entre les parties constitutives du sang, nous ajoutons tout ce qui en altère la constitution, tels que les chagrins, le travail forcé, les émotions pénibles, les privations, les excès de table et surtout ceux des alcooliques, dont l'abus est si grand aujourd'hui, nous aurons une image assez exacte de la besogne que nous donnons au foie !

Et nous dirons : Si le foie élimine, *chaque jour régulièrement*, toute la bile qu'il aura distillée, notre santé sera parfaite, puisque notre sang sera pur. Mais s'il ne parvient pas à se débarrasser *intégralement* de tout ce qu'il aura dû fabriquer, non seulement le sang entraînera avec lui des impuretés non élaborées, mais le séjour de la bile dans les granulations, puis dans la vésicule biliaire, causeront aussitôt des désordres qui en grandissant, feront éclater un jour et de toutes pièces : LA MALADIE.

La maladie, ai-je dit, et je dois établir ce qu'elle est *réellement* ; JE PROCLAME DONC QUE LA MALADIE EST DANS LE SANG ; car c'est lui qui nourrit l'organisme *entier*. Si donc la nourriture est bonne, si elle est en outre portée *régulièrement* à toutes les parties, la santé sera brillante, car nous posséderons *l'équilibre*. Mais qu'il survienne une altération soit dans la qualité nutritive du sang, soit dans la régularité de la circulation, la maladie est entrée chez nous !... Et nous la verrons grandir en raison de ces altérations.

On a divisé la vie de l'homme en trois espèces : La *vie végétative* qui est celle du corps ; *la vie de relation*, résultant des actes de la volonté ; *la vie intellectuelle* qui est celle de l'esprit.

Aucune dénomination n'est *plus vraie* que celle de *vie végétative* ; car la vie du corps humain est identique à celle des végétaux. Ceux-ci en effet sont bien portants s'ils puisent une bonne sève par leurs racines, et si elle est parfaitement distribuée à toutes les parties du végétal. L'une ou l'autre de ces deux conditions vienne-t-elle à faiblir ?... Aussitôt on voit la fleur ou l'arbuste se flétrir et laisser tomber ses branches, puis le mal augmenter si on ne porte promptement remède ; et enfin la vie cesse si ces deux fonctions ne s'accomplissent plus !

Nous avons dit, plus haut, comment il en est de même pour l'homme dont le sang est la sève. Semblable à la plante, la vie de l'homme cessera par défaut de NUTRITION et de CIRCULATION.

Si la fleur se fane et se sèche rapidement, il n'en est pas ainsi de l'homme dont la vie est plus forte. On comprendra donc aisément cette autre proposition : LA MALADIE SERA TOUJOURS ÉGALE A LA FORCE DE RÉSISTANCE.

C'est ainsi en effet que les choses se passent, car ce que l'on désigne sous le nom de *maladies aiguës* n'est pas *la maladie*, mais une RÉACTION de la force de résistance contre le mal qui s'était lentement accumulé. Telle est la raison de la variété *de ces crises*, qui toutes se terminent *par l'élimination plus ou moins complète des principes morbides, si elles suivent leur cours naturel.* C'est ce qui a fait établir cet axiome par Hippocrate, le père de la médecine : *Les maladies aiguës se terminent par des évacuations,* soit par les selles, soit par les sueurs, soit par les urines ; et cela s'est vérifié et se vérifiera sans cesse.

Si l'organisme a été assez puissant pour éliminer *par sa seule force de réaction* (même si elle est aidée par une sage médication) tous les principes morbides contre lesquels il luttait, la santé vient de nouveau. Dans le cas contraire, si les principes en fermentation restent encore dans le sang, et s'il se joint à cela des altérations viscérales, le patient voit son mal entrer dans la période chronique, c'est-à-dire cet état où la force de réaction est dominée par les principes du mal qui dès lors *trônent* en vainqueurs !...

Ces lignes auront suffisamment démontré, je l'espère, ce que c'est *réellement* que la *maladie*, c'est-à-dire : une altération du sang *en premier lieu*, entraînant avec elle des altérations organiques, *selon le caractère des principes d'infection sanguine.*

Grâce à la connaissance des fonctions dépuratives du foie, le mal sera toujours attaqué avantageusement, puisque nous savons qu'il est l'organe épurateur du sang par-dessus tout !... Nous puiserons en outre de nouvelles forces contre la maladie, si j'ajoute que LE FOIE TIENT L'ÉQUILIBRE DE LA CIRCULATION SOUS SA DÉPENDANCE.

Je n'aurai aucune peine pour établir cette autre fonction hépatique ; car je n'ai qu'à rappeler que TOUT LE SANG des organes contenus dans l'abdomen se verse dans le foie au moyen de la *veine-porte*. Or, le sang de l'estomac, du pancréas, des reins ou rognons, tout le sang de la masse intestinale, celui de la vessie en partie, et celui des veines hémorroïdales, devra passer dans le foie pour se rendre au cœur, après avoir suivi son trajet par les veines sus-hépatiques, qui sont les déversoirs de la *veine-porte*.

En conséquence, sitôt qu'il y aura dans le foie le moindre obstacle au passage régulier de cette masse sanguine, celle-ci sera refoulée vers l'intestin où elle deviendra la source de vives inflammations, tout en étant le *principe* d'une action déséquilibrante dans la circulation générale.

Multiplions par la pensée les altérations hépatiques aussi bien que les maladies intestinales nées de ce refoulement du sang, et nous pourrons nous faire une idée approximative du rôle rempli par le foie comme *tenant sous sa dépendance la régularité de la circulation du sang.*

Ajoutons encore que le tissu du foie est *excessivement* facile à se contracter sous l'action des influences morales, et nous aurons complété les indications générales que nous désirions donner sur notre sujet. On sait ce qui arrive quand un organe ou une partie quelconque se contracte, elle resserre par sa contraction les vaisseaux sanguins compris dans ses tissus. Il résulte *nécessairement* de cette contraction une suspension, dans le cours du sang, égale à la durée de la contraction.

En résumé, nous concluons : *Tant par son volume exceptionnel que par les altérations survenues dans les granulations hépatiques, vu également l'arrêt de circulation résultant des contractions hépatiques,* le foie remplit bien le rôle que nous lui avons assigné.

Nous voici donc en possession de deux grandes fonctions hépatiques non professées jusqu'alors : *Le foie organe épurateur du sang, le foie régulateur de la circulation du sang.*

Il nous reste à examiner une troisième action aussi importante que les deux premières, je veux dire : *Le rôle de la bile dans la production des maladies.*

§ IV.

Du rôle de la bile dans la production des maladies.

En comparant la vie des végétaux à celle du corps humain désignée par la science sous le *nom* de *vie végétative*, j'ai fait observer que les conditions *premières* de cette sorte de vie reposent sur les deux grandes fonctions de *Nutrition* et de *Circulation*.

Nous venons d'esquisser la nature des obstacles que le foie oppose à *la régularité de la circulation ;* nous allons indiquer ceux qu'il fournit à la digestion d'où découle la NUTRITION.

Avant mes publications, on accusait *l'estomac* et *lui seul* quand les digestions n'étaient pas bonnes. Chacun sera juge en cette cause, car on ne cessait et on ne cesse encore de répéter qu'on a un *bon* ou un *mauvais* estomac, selon l'état de la digestion. Cela est une erreur des plus graves, d'autant plus grave qu'elle est presque générale ; aussi me suis-je efforcé déjà de la détruire. Cela m'a été facile, et il m'a suffi en premier lieu de faire remarquer que l'acte digestif ne s'accomplit *pas seulement dans l'estomac* mais encore à l'aide d'une série d'appareils de chimie très variés, commençant à la bouche pour finir à l'anus.

Je ne parlerai pas des agents *mécaniques* de la digestion, c'est-à-dire des muscles propres à tous les organes digestifs, bien qu'ils aient une action assez importante, dans les cas de spasme résultant d'affections morales, d'atonie venue de la faiblesse du sang, ou de paresse née d'un état de refroidissement. Je ne ferai que mentionner l'action des sucs salivaires, des sucs intestinaux qui, eux, sont fournis par des centaines de mille de petites glandes. Je ne m'arrêterai qu'à ce qui concerne *l'action de la bile*, parce qu'elle est la principale, *la clef de voûte*, comme je vais le démontrer.

Arrivé dans l'estomac qui est une poche très résistante,

et dont la muqueuse est à l'abri des inflammations, comme l'ont établi les recherches après décès, l'aliment reçoit l'action du *suc gastrique*, chargé de dissoudre tout ce qui n'est pas graisse ou fécule ; puis il s'engage dans la première portion de l'intestin nommé *duodénum*, et c'est là qu'il reçoit *l'action de la bile*, aussi bien que celle du *suc pancréatique*. Ce dernier n'a d'autre effet que d'aider à émulsionner les graisses, tandis que la bile achève cette opération, tout en réduisant en sucre les parties féculantes.

Ainsi préparé, le bol alimentaire peut continuer sa route, certain alors que les autres opérations chimiques qui l'attendent dans l'intestin pourront s'accomplir en toute régularité ; tandis que si cette première décomposition *chimique* est *mauvaise*, TOUTES CELLES QUI SUIVENT LE SERONT. Telle est, par exemple, l'action du *caille-lait* pour la préparation du fromage ; car si le lait n'a pas *caillé* convenablement, le meilleur fromager n'obtiendra qu'un mauvais produit.

Ainsi donc, pour avoir une bonne digestion, il est de TOUTE NÉCESSITÉ que la bile ait sa constitution *normale*, qu'elle ne soit pas modifiée ou corrompue par un trop long séjour dans le foie ou la vésicule biliaire ; enfin il faut qu'elle ne soit pas *surabondante*.

Qui oserait assurer qu'à notre époque il se trouve *un seul individu* présentant ces caractères ? Je ne crains pas de dire qu'il n'y en a pas ! Y en eût-il quelques-uns, c'est l'exception ; car si l'on interroge, on finira toujours par faire avouer une certaine fatigue dans les digestions. Voilà pour les cas les meilleurs ! — Que sera-t-il alors si le foie a dû gorger ses granulations ainsi que la vésicule à cause du travail nécessité par des altérations sanguines ? Que sera-t-il, si à cela on joint l'action de nourritures trop succulentes, ou des alcooliques, de même que tant d'autres causes. Ah ! nous aurons alors une bile qui ne possède plus les qualités chimiques nécessaires à la transformation attendue, et de plus elle sera en trop grande abondance, tellement qu'elle sera épanchée dans la partie supérieure de l'intestin, où elle dénaturera par sa présence les sécrétions les plus normales. A partir de ce point, la digestion n'a plus lieu, puisque les véritables principes chimiques qu'elle réclame lui font défaut !

Voilà l'exacte vérité, trop ignorée, hélas! — Quel sera ensuite l'effet de cette digestion, si l'intestin enflammé, boursouflé, ou desséché par le refoulement du sang de la veine-porte, ne laisse plus que péniblement descendre l'aliment ? *On aura de mauvaises digestions;* et après ce que je viens d'expliquer, accusera-t-on encore *l'estomac ?* Cela ne se pourra plus, e. on aura d'autant moins cette idée, si je fais la comparaison suivante : supposons un entonnoir placé au sommet d'un tube en caoutchouc long de 24 pieds. Tant que le tube laissera couler l'eau versée dans l'entonnoir, celui-ci ne débordera pas ; mais si l'on pratique çà et là des ligatures sur le tube en question, l'eau mise en *même* quantité débordera forcément, en raison de l'obstacle apporté à son dégagement. Tel est l'estomac situé en haut du tube digestif ; il aura le sort de l'entonnoir, si les orifices de dégagement ne sont pas libres des entraves nées des défauts d'une bonne chimification, ou d'une inflammation tantôt locale, tantôt générale, ou des spasmes musculaires de l'intestin, ou des refroidissements, etc. Les orifices de dégagement n'étant pas libres, dis-je, la répercussion se fera sentir forcément à l'estomac qui, lui aussi, *débordera,* bien qu'il ne continue à recevoir que la même quantité de substances alimentaires.

J'ai averti déjà que les prétendues crampes d'estomac ne sont autres que des coliques hépatiques ; on comprendra maintenant que les aigreurs stomacales, les éructations, les pesanteurs, etc., ne sont que la conséquence de l'action de la bile pervertie dans sa *qualité* ou dans sa *quantité ;* exerçant par ce fait un effet anormal sur la chimification, d'où : Mauvaises digestions. *Le foie,* on le voit maintenant, est le *vrai coupable,* tandis que l'estomac jusqu'alors accusé est complétement *innocent.* Et je formule cet axiome : LE FOIE TIENT TOUTE LA DIGESTION SOUS SA DÉPENDANCE.

Si nous nous souvenons de ma démonstration sur notre

vie végétative qui repose sur les deux bases, *nutrition* et *circulation*, nous tirerons avec droit les conclusions suivantes : Puisque le foie tient la digestion sous sa dépendance ; puisque d'une bonne digestion naît une bonne nutrition capable de réparer nos organes et nos tissus qui alors sont pleins de vie ; puisque la nutrition est une des bases de la vie végétative, le FOIE est donc bien la *clef de voûte* de notre existence, le régulateur de la santé ou de la maladie. Nous soutiendrons d'autant mieux cette thèse en nous souvenant que le *foie* tient sous son joug la régularité de la circulation. Enfin le tableau sera complet si nous ajoutons, à ce qui précède, l'action dépurative du foie, qui par ce fait nous donne un sang dépouillé de *tout* ce qui peut ENGENDRER LA MALADIE, et nous répétons : *Le foie tient bien en réalité notre vie et notre santé sous sa domination.*

§ V.

Quels sont les désordres que la bile produit dans le foie?

Je viens d'expliquer combien la bile mal élaborée, puis mal distribuée, agit d'une manière pernicieuse sur *l'état général*, sur la santé en général, puisqu'elle est *le principe* du défaut de nutrition. Nous allons esquisser rapidement l'image des désordres qu'elle enfantera dans le foie lui-même ; et nous trouverons en *premier lieu* L'ENGORGEMENT PARTIEL OU GÉNÉRAL de l'organe.

J'ai nommé précédemment les diverses causes, et j'ai indiqué les divers éléments corrupteurs du sang. J'ai fait remarquer que le foie est obligé à fonctionner d'autant plus qu'il reçoit davantage d'impuretés à distiller ; par ce fait, il fournira *son résidu* (qui est la bile) en proportion des matériaux sur lesquels il aura opéré ; et j'ai dit qu'à notre époque il est peu de personnes exemptes d'altération sanguine quelconque. Il résulte de ces diverses considérations la preuve de ce que je vais avancer, c'est que : *Chacun de nous est atteint, plus ou moins, par ce premier degré des maladies du foie*, à savoir : *L'engorgement total ou partiel de l'organe*. Nous nous convaincrons encore plus de ma proposition si je rappelle que notre existence à la vapeur, existence semée de secousses morales qui souvent nous brisent, s'opposera *toujours* au libre écoulement de la bile qui alors s'amassera dans le foie, en raison de sa production et des obstacles qu'elle rencontre pour son écoulement dans et par l'intestin.

Nous serons bien plus pénétrés de la vérité que j'enseigne, si je fais ressortir deux choses auxquelles on ne songe guère, ou que l'on n'apprécie pas assez : 1° L'action délétère d'un air non oxygéné ou chargé de mauvais principes respirés soit dans les appartements, les théâtres, les cafés ou les bals, soit dans l'atelier et dans les logements insalubres. 2° L'action désastreuse d'une nourriture mauvaise pour tel tempérament, ou mauvaise dans sa nature ; puis l'effet encore plus pernicieux des alcooliques.

L'action de l'air non oxygéné laisse au sang qui a passé dans les poumons, une certaine quantité d'acide carbonique bientôt transformée en carbone par son union avec les parties sanguines, et ces matières carbonées se changent en bile quand elles passent dans le crible hépatique. Leur production sera donc égale au défaut d'oxygène ; elle sera augmentée en raison des autres principes délétères qui ont été respirés, et cela sera bien plus grave, si l'air est chargé de miasmes putrides ou pestilentiels.

A ce propos, je dois dire deux mots des idées répandues aujourd'hui, grâce aux merveilleuses découvertes de mon éminent compatriote M. Pasteur, et oser mon opinion. Je reconnais avec notre savant académicien, combien est fréquente la cause d'infection par *les microbes*, quel que soit leur genre ; mais je me permets d'avancer, et nous ne devons pas oublier qu'il existe des *gaz vénéneux* bien qu'ils ne soient pas habités. Il en est de même des virus que j'ai cru animés par des êtres microscopiques, tandis qu'il

2

m'a fallu reconnaître que leur effet n'est dû qu'à *une vertu* déposée par la VOLONTÉ DIVINE, comme un châtiment; et cela rentre dans les mêmes conditions que la *vertu* dévolue à telle plante, à tel minéral, à tel objet. Il est vrai que les *actions spirituelles* sont niées ou méconnues de nos jours; mais elles n'en existent pas moins, ainsi que leur action puissante sur la matière. Cependant, en vertu de la loi de grâce, Dieu a permis le remède ; car tous les éléments du sang, frappés par ces fléaux, sont transformés en bile puis éliminés.

Ces diverses explications suffisent, je le pense, pour faire apprécier cette nouvelle et importante source de la bile.

Nous allons dire maintenant comment une hygiène mal comprise, non seulement augmentera les éléments transformables en bile, mais aussi comment elle contribuera à *la coction,* à l'organisation de ces mêmes résidus dans les cellules hépatiques.

On a longtemps recherché *la cause* de la chaleur du corps, mais sans en trouver une satisfaisante. Aujourd'hui, il est accepté généralement qu'elle est due à la *combustion du carbone* fourni par les matières azotées contenues dans les aliments, carbone qui est changé en *acide carbonique* par sa combustion. D'où la comparaison entre le corps humain et un poêle, qui lui aussi est chauffé par le carbone contenu dans le charbon, et duquel se dégage l'acide carbonique durant la combustion.

Les aliments les plus azotés sont les viandes, surtout les viandes *fortes :* bœuf, mouton, gibier à chair noire, etc. ; aussi fourniront-elles beaucoup de carbone; mais le vin et les boissons fortement alcooliques en donneront bien davantage, car l'alcool est une matière carbonée, *par excellence.* Donc, les personnes qui suivront un régime composé *surtout* de viandes fortes et d'alcooliques, si elles chauffent fortement leur fourneau, s'exposeront à *une énorme fabrication de bile* qui sera en raison de *l'excès* d'acide carbonique donné au sang par cette alimentation; *et cela est constant, à notre époque,* grâce au prétendu régime *fortifiant* qui est de mode.

J'ai dit qu'une telle hygiène augmente la production de la bile; je dois ajouter qu'elle aide en outre à la coction, à l'organisation de la bile dans les cellules hépatiques, et je m'explique : Plus on enlève les principes aqueux dans le sang, moins il circule facilement; il en est de même de la bile si elle est épaissie, et de tout autre liquide. Or, il est reconnu que *la chaleur* a la propriété de *sécher* les parties où elle est portée. Il nous est donc facile de nous faire une idée de ce qui arrive à notre malheureux foie, placé immédiatement auprès du foyer principal de combustion, à savoir l'estomac et l'intestin, qu'il domine par sa position. Oui, nous comprenons que, durant la combustion de toutes les matières carbonées que nous avons désignées, le foie sera desséché devant ces foyers, que ses résidus *cuiront* réellement, puis qu'étant condamnés à l'immobilité par leur épaississement, ils seront organisés *anormalement,* et deviendront les premiers noyaux des graves maladies du foie. Que l'on n'aille pas crier à la fantaisie, en lisant ces lignes!... Ce que j'explique EST et EXISTE comme je l'enseigne, et je dis : Maintenant que vous êtes averti, ami lecteur, ayez soin de surveiller votre hygiène si vous tenez à éviter les maladies du foie. Vous me comprendrez mieux encore si vous savez que l'alcool a la propriété *d'épaissir* la fibrine du sang; de la coaguler, d'où L'IVRESSE qui est atténuée subitement par l'ammoniaque liquide étendu d'eau, parce qu'il rend la fluidité au sang en raison de son action *dissolvante* sur la fibrine précédemment coagulée. Mais entre l'excès régulier des alcooliques ou l'ivresse, il existe une grande marge remplie par l'action funeste de l'alcool, d'autant plus funeste qu'on n'a pas l'idée de l'atténuer comme dans l'ivresse ; alors, toute cette fibrine épaissie ira se transformer en bile en vertu de notre loi : *toutes les parties dénaturées ou non équilibrées dans le sang deviennent les futurs résidus du foie.*

J'ai cru nécessaire d'insister comme je l'ai fait sur *toutes les causes de production* exagérée de la bile; car faire prévoir ce qui engendre une maladie est plus précieux encore que l'indication de ce qui doit la guérir ; éviter le mal fait éviter le remède.

J'ai décrit la façon dont le foie s'engorge, remplit ses cellules de bile, qu'il ne parvient pas à expulser ; j'ai de plus signalé un des modes d'épaississement et d'organisation de la bile dans les granulations ; il est maintenant facile de concevoir : *que les maladies du foie seront d'autant plus graves que la bile aura séjourné plus longtemps dans les cellules ; et leur gravité sera en raison des quantités amassées aussi bien que de la nature des vices du sang qui se joignent à cette cause première et finissent, avec le temps, par altérer la constitution du* TISSU MÊME *du foie.*

Nous nous souvenons en effet que le sang étant le liquide nourricier, les organes se porteront bien s'il est bon, tandis qu'ils seront malades s'ils sont mal nourris. De ces diverses causes naîtront les maladies propres du foie, maladies que je signalerai seulement ici, n'ayant pas dans cet opuscule l'espace pour les décrire, et je dis : De *l'engorgement* qui est le prélude des autres maladies, naîtra L'INFLAMMATION ; elle sera *aiguë* ou *chronique* selon l'individu ou les milieux dans lesquels il vit. L'inflammation aiguë expose à des ABCÈS, puis à leur *suppuration. L'inflammation chronique* pourra engendrer d'autres affections plus graves, entre autres LA GRAVELLE hépatique et les CALCULS BILIAIRES. Elle pourra déterminer une HYPERTROPHIE du foie, partielle ou générale, L'INDURATION partielle ou générale, des TUMEURS de différentes natures semées çà et là dans le tissu du foie ; des VERS, soit *la douve,* soit les *hydatides,* soit même les *ascarides.* Cette même inflammation chronique peut déterminer *le rapetissement* de tout le foie par *la soudure* des vaisseaux avec les canaux biliaires, soudure qui est le résultat de *la cuisson* lente de toutes ces parties. En effet, ne voyons-nous pas la cuisson détruire les parties organiques trop longtemps soumises à cette action ? Alors, nous aurons LA CIRRHOSE, sorte de *cancer* jaune du foie, maladie qui se termine par l'hydropisie, maladie le plus souvent *incurable* puisque l'organe n'a plus sa constitution *normale* et que les médicaments sont incapables de la lui rendre. Le médecin, en effet, parvient à rétablir l'équilibre dans un organe, même dans les cas graves, si le tissu propre existe; mais s'il est détruit?... il n'a qu'à s'incliner et confesser son impuissance !

Plus nous avançons dans notre étude du foie, plus nous sommes à même d'apprécier son importance si longtemps méconnue, importance qui résulte tant de ses multiples fonctions que de la gravité et de la variété des maladies qui l'atteignent, sans compter les causes si nombreuses qui l'exposent au mal à tous les instants ! Il nous reste, pour compléter nos instructions, à voir le foie dans son rôle vis-à-vis des maladies en général et dans les cas particuliers ; tel est le sujet que j'aborderai brièvement dans le paragraphe suivant.

§ VI.

Du rôle du foie dans les maladies en général et dans les cas particuliers.

Nous savons déjà que le foie tient la digestion sous sa dépendance ainsi que l'équilibre de la circulation. Nous savons qu'un sang corrompu ou mal équilibré dans sa constitution nourrira mal les organes auxquels il est distribué. Nous avons apprécié, en un mot, que le foie tient notre vie et notre santé sous sa puissance. Il me reste donc peu de choses à dire pour compléter mes premiers enseignements, puisque les maladies *particulières* à chaque organe ne seront plus qu'une conséquence de l'état du sang et de l'état du foie.

L'École professe que *la vie* est le résultat du jeu des organes, que la maladie est *dans l'organe*. Cela équivaut à dire que le *mouvement* d'une montre se trouve dans les rouages, et ainsi oublier simplement *le ressort* qui est *le principe* moteur sans lequel les roues restent immobiles. En désignant *le sang* comme siège *essentiel* de la maladie, je suis plus logique et surtout plus vrai ; mais pour être complet, il me reste à décrire le *ressort* qui fait mouvoir le sang. C'est ce que j'explique au paragraphe VII, où je révèle la nature et l'action de la *force vitale ;* pour le moment, je n'ai pas à m'occuper de *la vie,* mais bien de la maladie.

Nous commencerons par les deux états morbides les plus fréquents de nos jours, j'ai nommé LA CHLOROSE et L'ANÉMIE. On a fait deux maladies distinctes de ces deux affections, bien que toutes les deux soient caractérisées de même par l'appauvrissement du sang ; aussi, malgré la distinction des noms, le traitement conseillé est semblable dans les deux cas, non seulement *semblable,* mais uniforme pour tous : *Vins généreux, viandes fortes, fer et quinquina.* On ne sort pas de là !... et cependant, tous les jours on voit échouer ce genre de médication. Que dis-je ? Ce ne sont pas les échecs seuls que l'on constate, on est forcé, le plus souvent, de suspendre la médication *à cause des fatigues qu'elle engendre.* Et malgré cela, on continue les mêmes prescriptions : quina, fer, viandes fortes et vins généreux !!... Et l'on ne réussit pas mieux, parce qu'en agissant ainsi on s'adresse à un effet et non *à la cause.*

A un effet ? m'objectera-t-on, que dites-vous ? On s'adresse bien à la cause puisque vous-même vous prétendez que la maladie est dans le sang ; or, en fortifiant le sang par des toniques reconnus, nous agissons bien contre le mal puisque nous donnons *la force* à celui qui est faible ! La preuve que vous vous trompez, répondrai-je, est dans vos insuccès. Loin de rendre la force au sang par vos procédés, vous augmentez la maladie qui échappe à vos yeux parce que vous ne connaissez pas les maladies du foie, et *surtout* ces inflammations sourdes, lentes et chroniques qui s'opposent à *toute digestion.* J'ai dit : ces inflammations *sourdes,* et j'insiste pour faire remarquer la raison qui a éloigné les soupçons nés dans l'esprit du médecin, sitôt que le malade accuse une douleur en tel ou tel point d'un organe. Comme le foie ne se plaint jamais, comme il n'accuse ses douleurs que s'il est en lutte pour expulser un calcul biliaire, le médecin ne l'a pas cru malade aussi souvent qu'il l'est ; et son attention s'est toujours portée ailleurs, vers le point désigné par le malade comme point douloureux. Sachons bien que la douleur, loin d'être *un mal,* est un grand bien ; c'est le cri de détresse de l'organe qui appelle à son secours, et *tous les organes, toutes les parties du corps* jetteront leur cri d'appel, à la plus minime attaque ; tandis que le foie s'engorge, se gonfle, se tuméfie, s'enflamme et organise *lentement* ses maladies les plus graves, sans accuser la moindre douleur!! —Voilà pourquoi il n'est pas soupçonné, voilà pourquoi le médecin ira porter le remède partout ailleurs où la souffrance se manifeste, tandis que le *principe* du mal reste sans être combattu.

Pour nous, la chose se présentera sous un tout autre aspect, et connaissant les effets du foie sur la digestion, nous comprendrons que le seul moyen de faire du sang, le seul moyen de le *désappauvrir* c'est de *rendre l'appétit au malade ainsi qu'une bonne digestion.* En effet, bien que le rôle du fer dans le sang soit de la plus haute importance, (et je l'explique au paragraphe VII) bien que le quina régularise un peu la circulation, ce ne sont pas ces médicaments qui *feront,* qui *fabriqueront* le sang dont le malade est dépouvu. Le mot *anémie* signifie *privation* de sang ; or, le seul moyen de guérir ce mal sera donc bien *d'obtenir la fabrication du sang ;* pour cela, il faut s'engager sur une route nouvelle qui conduira, répéterai-je, *à rétablir la digestion, toujours mauvaise dans la chlorose comme dans l'anémie ; et l'on n'atteindra ce but, qu'en traitant les désordres hépatiques.* Par cette méthode, on rendra au sang le fer dont il était privé ; car, *tout ce que nous mangeons et tout ce que nous buvons renferme ce minéral* qui, étant pris sous cette forme, possède l'avantage d'être du fer *végétalisé* déjà, et par conséquent *assimilable* au suprême degré ; tandis que le fer minéral N'EST PAS ABSORBÉ, ASSIMILÉ, malgré tous les soins apportés au mode de préparation.

La chlorose et l'anémie ont à peu près les mêmes caractères comme altération du sang, a-t-on reconnu ; néanmoins, elles offrent réellement une nuance assez différente que je vais faire ressortir. Le chlorotique n'a pas la pâleur mate de l'anémique, il a le teint jaune-vert. C'est même cette teinte de la peau qui a inspiré la dénomination de la maladie ; car le mot chlorose vient du grec *chlorè* qui signifie *vert*. Or, chacun sait combien la bile a le pouvoir de colorer la peau, témoin *la jaunisse* ; mais j'avertirai qu'elle n'a ce pouvoir que si elle est *liquide*, et si elle est *épanchée* dans les premières voies digestives. Tant qu'elle reste dans les cellules du foie, et surtout si elle est coagulée ou durcie, le teint et la peau seront encore parées de leurs fraîches couleurs. Je ne puis dire combien de fois j'ai vu les plus graves maladies du foie laisser au malade les apparences de la santé !... C'est un des dangers qu'il faut surveiller, car bien souvent le foie ne révèle son état qu'au moment où le médecin court le risque d'être impuissant.

Donc, le teint jaune-vert des chlorotiques est le signe *certain* d'un épanchement de bile verte et *liquide* dans les premières voies digestives. Il est évident, en outre, que du moment où cet épanchement s'est produit, c'est que le foie lui-même *en regorge*. Et nous disons : La chlorose est due *essentiellement* à un engorgement du foie, souvent à un engorgement tel qu'il y a hypertrophie et bien d'autres altérations !.. En conséquence, si on veut *guérir* un chlorotique, il faut traiter le foie qui est le principe du mal. En agissant ainsi, on rétablira les digestions et la nutrition qui donneront au sang sa *qualité* et sa *quantité*.

L'anémie vient, en général, des plus sérieuses affections du foie qui a ses cellules pleines de bile durcie, ou de gravelle, ou du durcissement du tissu et des cellules; en un mot de toutes sortes d'altérations s'opposant à la fabrication aussi bien qu'à l'écoulement de la bile. Dans ce cas, on devra craindre même un état *tuberculeux ;* car le foie est passible de ce *champignon* comme les poumons et l'intestin. Je dois avouer ici, à ma grande désolation, que je n'ai pas encore trouvé le moyen d'agir efficacement sur les tubercules !... Ils ont une vitalité *qui leur est propre,* et je ne les ai jamais vus se transformer en bile, tandis que tous les autres principes morbides subissent cette loi. J'ai cependant obtenu une action palliative, si j'ai pu agir à temps, mais la guérison ?... jamais !!... Malgré cela, et comme ce dernier cas est heureusement l'exception, je répéterai : on ne guérira la chlorose et l'anémie qu'en traitant le foie, par des fondants si la bile est dure, par des évacuants si elle est liquide. Ces sortes de traitements sont toujours assez longs, car on n'obtient la *régénération du sang* que progressivement, à mesure que l'on rend la liberté aux cellules du foie qui peu à peu reprend ses fonctions dépuratives, et à mesure que, par de meilleures digestions, on *reconstitue* un sang *nouveau.*

J'insisterai surtout ici sur le régime à suivre, bien que j'aie signalé déjà les inconvénients du système de viandes fortes et de vins généreux. Nous avons fait observer également l'action desséchante que cette alimentation exerce sur les résidus hépatiques ; mais il me reste à rappeler que ce mode de nourriture excite et augmente *l'inflammation* du foie, inflammation qui règne le plus souvent dans le *tissu propre du foie.* Donc, ces prétendus toniques ne sont que des *altérants* de la santé, puisqu'ils entretiennent et augmentent le principe du mal qui est aggravé en raison d'une fièvre lente et constante, née de l'inflammation du foie et de l'intestin ; mais là ne s'arrêtent pas les ravages de cette hygiène erronée, elle est *la cause première* des vers si fréquents aujourd'hui, surtout du TÉNIA ou ver solitaire qui devient presque endémique à présent. En effet, en mangeant des viandes saignantes, et à profusion, on est exposé à ingérer *des germes encore animés* faute de cuisson, germes qui se développeront par la chaleur de la digestion pour grandir et vivre en nous selon leur nature. J'avertirai donc, en passant, que l'on ne peut trop se méfier de la présence d'un ténia ou d'autres vers, surtout si la médication, sagement dirigée sur le foie, ne donne pas des résultats satisfaisants. Les personnes auxquelles on aura conseillé les viandes *crues hachées*, ou qui auront bu du sang, soit de veau, soit de bœuf, devront redouter le ver solitaire, encore plus que d'autres. Ici comme ailleurs, je parle par expérience ; mais l'espace me manque pour citer les faits.

Avertis de la sorte, mes lecteurs éviteront sans doute de s'exposer à de tels dangers, et ils modifieront leur manière de vivre. Mais les chlorotiques surtout, les anémiques, ou toute personne atteinte de quelque sérieuse affection du foie, devront suivre une voie complétement opposée à celle que je viens de critiquer. Il faudra donc s'abstenir de côtelettes et de biftecks, de rosbifs ou de gigots saignants, qui seront remplacés par le veau, le poulet, l'agneau, le poisson et les légumes verts. Les œufs à *la coque* peu cuits, les pommes de terre si on le veut, et surtout LES SOUPES. Je souligne afin de bien faire observer que je ne dis pas *les potages ;* car rien ne remplace *le pain* dans l'alimentation. Le pain renferme les qualités des viandes et des légumes ; et quand on digère mal, il est bon de donner aux organes digestifs un travail *tout préparé*, ce que *fourniront* les soupes grasses ou maigres, les panades ou les soupes aux légumes. De plus je *proscris absolument le vin*, LE CAFÉ NOIR ET LES LIQUEURS. On ne peut s'imaginer l'action *irritante* du vin sur le foie dont le tissu est le plus irritable de tous les tissus ! Elle n'a de comparable que celle du café qui la surpasse encore ! Je remplace le vin par du thé chaud et sucré, et quand je vois baisser l'inflammation, je concède l'eau rougie, mélangée soit d'eau ordinaire, soit d'eau de St-Galmier, qui est certes supérieure comme eau de table à *toutes les eaux*.

En suivant ce régime, aux allures débilitantes, en faisant écouler la bile peu à peu, en se purgeant *franchement* si la langue est chargée le matin, on sera tout surpris de

voir les forces revenir ainsi que la santé ! Il est vrai d'a-
jouter que, faute de mes médicaments, on risquerait de ne
pas réussir complétement ; mais on se ferait toujours du
bien. En effet, il m'a fallu résoudre le problème suivant,
pour mes évacuants et mes fondants : *agir sur le résidu
sans fatiguer l'organe*. Il m'a fallu de longues années de
recherches, mais j'ai été enfin assez heureux pour atteindre le but que je m'étais proposé ; et si bien, que le même
cri d'étonnement échappait à tous mes malades : C'est sur-
prenant, docteur, plus vous me purgez, plus je suis fort.
Et je dis : Quiconque voudra suivre mes traces, obtiendra
les mêmes effets. Les grands *principes*, sur lesquels je viens
de m'arrêter plus que je ne l'aurais désiré, me dispensent
d'entrer désormais dans les détails propres à chaque maladie. Le médecin qui se rattachera *aux lois générales* que
j'ai établies, ou guérira ou bien soulagera *certainement* et
irrévocablement. J'ose dire qu'en se basant sur les principes que je fais connaître, la médecine devient une *science
positive*, et on ne l'accusera plus de ne faire *aucun progrès*.

Je dois cependant quelques mots en particulier à LA GRA-
VELLE, à LA GOUTTE, aussi bien qu'au RHUMATISME ; car si j'ai
bien dit que le foie reçoit le sang de tous les organes
contenus dans le ventre, on ne songera pas sans doute que les
rognons ou reins sont dans le ventre, parce qu'ils sont collés
contre la colonne vertébrale. Mais l'action du foie ne se borne
pas à refouler vers les reins le sang qu'ils lui envoient, s'il
est engorgé fortement, et c'est là cependant *un des grands
principes* des maladies des reins, par suite, de la gravelle,
de la goutte et du rhumatisme. Il s'opposera surtout à
l'expulsion totale *du phosphate de chaux* ou de *l'acide
urique* contenus dans le sang qui en est *saturé* dans les
maladies dont nous parlons.

La grande quantité de ces sels trouvés dans les cellules
hépatiques, et à l'état normal ou jugé tel, a fait croire que
le foie les fabrique aussi. J'ai partagé longtemps cette erreur ; mais une étude plus minutieuse m'a démontré qu'il
n'en est pas ainsi, que le phosphate de chaux ou l'acide

urique restés dans les cellules hépatiques n'étaient là que par accident, à *cause du défaut de fonctionnement régulier du foie*. Et comme démonstration péremptoire, j'ai guéri les goutteux ou les graveleux en traitant le foie auquel je facilitais ses fonctions éliminatrices.

Le rhumatisme est l'aurore des deux affections précédemment étudiées ; témoin les urines rouges, sédimenteuses, qui caractérisent cette maladie. Les urines mal élaborées laissent dans le sang, puis dans les tissus, *une eau* qui agit à la façon des corps étrangers, d'où *la douleur* qui est en rapport direct avec la quantité d'eau non éliminée. En vain on emploiera les sudorifiques, les bains d'étuves etc., on ne guérira pas le rhumatisme qui reviendra tant que l'on n'aura pas détruit *la cause que nous connaissons*.

Il est vrai que l'habitation des lieux ou des climats humides viendra doubler ou tripler la prédisposition individuelle. Si un individu a le sang affaibli par une cause quelconque, il sera pénétré bien plus facilement et bien plus profondément par les influences extérieures. C'est une expérience que j'ai faite sur moi-même, lors de mon regrettable séjour en Suisse !!!.....

En quittant Paris et mes travaux, j'espérais que *l'air pur des montagnes, (expression consacrée)* contribuerait à réparer mes forces. J'arrivai en Suisse, dans le canton de Fribourg, à la fin de mai et par un soleil splendide qui me fit bien augurer du climat ; mais quand vinrent les premiers jours de septembre, avec leurs brouillards épais qui continuent jusque fin avril, je fus cloué sur un lit de douleurs, me tordant au milieu des souffrances atroces causées par un rhumatisme général dominé par une sciatique des plus intenses. Peu à peu, l'humidité m'avait envahi à mon insu, grâce aux matinées et aux soirées déjà fraîches même en été !... Huit longs mois se passèrent ainsi !... Je parvenais à me calmer quelques jours ; mais le mal reprenait vite la même intensité. Je m'étonnais de n'avoir pas vaincu la maladie avec le mode de traitement qui m'avait constamment réussi chez les autres ; quand je songeai enfin à *l'influence du climat.* Certes, les médecins n'oublient pas cela et j'y avais toujours pris garde ; mais si je n'avais *vu les effets* sur moi-même, je n'aurais jamais supposé que l'action du climat fût si puissante ! L'étude par l'expérience est la seule véritable en médecine, surtout si on la fait à ses dépens. Convaincu dès lors que le seul remède était de partir pour les pays chauds, je me rendis aux Pyrénées où mes douleurs disparurent en quelques jours, grâce au traitement du foie que j'avais suivi *d'abord.*

J'acquis de nouvelles preuves sur la nécessité du traitement hépatique contre le rhumatisme et la goutte, durant mes séjours dans le midi : car soit aux Pyrénées, soit à Hyères où je passai l'hiver suivant, je constatai combien ces maladies y sont *fréquentes* et *intenses*, malgré la chaleur du climat. Je soignai quelques goutteux chez lesquels je fis disparaître les accès jusqu'alors rebelles à toute autre médication, ce qui m'autorisa à conclure que l'influence climatérique est *seulement secondaire*, et qu'elle n'est pas la cause *génératrice.*

J'ai tenu à dire ces quelques mots sur le rhumatisme, la goutte et la gravelle, vu la participation des reins dans la formation de ces maladies.

En effet, dans la goutte et la gravelle surtout, nous avons excès de phosphate de chaux, ou d'urate de chaux, aussi bien que d'acide urique *dans le sang*, et les reins n'arrivent pas à éliminer ces sels en quantité suffisante ; ils s'amassent dans le foie où ils aggravent le mal. Si on ne guérit pas facilement ces maladies, c'est que la médication est *spécialement* dirigée sur les reins, lesquels ne sont dans ces cas que des sous-agents ; tandis qu'en attaquant le mal dans le foie, on guérira si les désordres organiques ne sont pas trop graves, puisque on atteindra le mal dans sa source par la dépuration du sang ainsi dépouillé des sels en excès.

Il est encore une maladie, où les reins sont de la partie en même temps que le foie, c'est le diabète, caractérisé par la présence de sucre dans les urines.

Je dirai de cette maladie ce que j'ai conseillé pour les précédentes ; on la guérira en traitant le foie ; et là, du moins, je ne suis pas seul à le proclamer, la science officielle ayant déclaré par la bouche de l'illustre Claude Bernard que le foie fait du sucre. Seulement, j'avertirai que dans la nomenclature des médicaments préconisés d'habitude contre le diabète, je n'en trouve pas qui soient capables d'agir convenablememt sur le foie.

C'est pourquoi il est si rare que l'on guérisse le diabète. L'École a désigné le foie comme source *essentielle* de cette maladie, ai-je dit ; et j'ai la certitude que si on prend la peine de soumettre mes doctrines à l'expérience, on reconnaîtra que le foie agit ainsi pour toutes les autres, comme je l'enseigne.

Nous nous occuperons maintenant de deux maladies bien fréquentes, qui ne sont pour moi que des symptômes les plus évidents de graves affections du foie, et je nomme : la *migraine* et *les hémorroïdes*. Dans la migraine, les vomissements bilieux sont *la preuve de ma doctrine ;* et je ferai remarquer que les envies de vomir existent *quand même* chez les personnes qui ne vomissent rien. Chez ces dernières, c'est le signe révélateur d'une induration du foie ou d'un profond engorgement par la bile coagulée.

Dans les hémorroïdes, c'est le boursouflement des veines hémorroïdales, vulgairement nommées *hémorroïdes*, puis les pertes de sang, qui viennent accuser le foie, et voici pourquoi : les hémorroïdes sont LES VARICES de tout ou partie des trois veines hémorroïdales : *l'inférieure, la moyenne* et *la supérieure*, veines qui s'échelonnent de bas en haut du rectum. Or, comme la majeure partie de ces veines se jette dans la *veine-porte*, (celle qui va dans toutes les granulations du foie), il en résulte que si les granulations sont gorgées, le sang sera refoulé de haut en bas, et s'il se joint à cela une inflammation intestinale, *qui est presque constante* dans ces cas, aussi bien qu'un épanchement de bile dans l'intestin, les veines hémorroïdales seront dilatées par la double action du sang artériel qui leur arrive, et par l'obstacle à l'écoulement de leur sang veineux, obstacle opposé par l'intestin et le foie, *d'où les hémorroïdes*. Croyez-en ma vieille expérience, cher lecteur, soignez votre foie et votre intestin pour guérir vos hémorroïdes, et ne croyez plus qu'elles sont un bénéfice de la nature ! ....

Je dois désabuser encore l'esprit de mon lecteur sur l'idée que l'on se fait ordinairement de l'*Hydropisie*. Dans le monde, on considère cet état comme étant la *maladie*, parce que le malade croit toujours que là où il souffre, *là est le mal*. C'est une grave erreur, car le plus souvent *la cause* qui est vraiment *la maladie*, est loin de la partie où la souffrance se manifeste ; comme dans le cas présent et dans bien d'autres affections ! .... En effet, c'est presque toujours par l'enflure des jambes que l'hydropisie commence ; puis elle monte à mesure qu'elle augmente et finit par ballonner le ventre ; quelquefois cependant elle affecte l'intestin d'abord, mais c'est rare. Or, cette maladie naît *toujours* soit d'une *induration* ou d'un *cancer du foie*, soit de *graves maladies des reins*, soit de *tumeur intestinale*, et enfin de *l'hypertrophie du cœur*. Donc, ce que vous considériez comme une maladie, ami lecteur, n'est bien qu'un symptôme qui vous avertit de faire attention aux organes *générateurs* que je viens de vous faire connaître. J'ai nommé l'hypertrophie du cœur à laquelle je vais consacrer quelques lignes, vu la fréquence des affections du cœur à notre époque ; et j'avertis que les maladies du cœur viennent du foie, (on devait s'y attendre) ! ... Je ne puis insister ici sur ce sujet et l'établir comme j'en ai la facilité. Je signalerai simplement la corrélation qui existe entre le foie et le cœur, corrélation que chacun a pu apprécier ; car si on vomit de la bile, ou toute autre chose, l'expression *consacrée* est celle-ci : j'ai mal au cœur ! et c'est là en effet que se produit *le trouble* qui cependant est *bien venu du foie !* — Je rappellerai, en outre, comment le foie, qui tient l'équilibre de la circulation sous son joug, s'opposera à la marche *régulière* du sang, obligeant ainsi le cœur à produire de *grands efforts* dirigés contre l'obstacle hépatique, efforts qui l'amèneront à se *dilater* ou à devenir malade d'une autre façon. *L'asthme* est, par dessus tout, le fait de quelque sérieuse maladie du foie se répercutant sur les poumons et le cœur. Tant que l'on traitera ces derniers organes on ne guérira pas, mais en rendant au sang sa circulation normale, on verra disparaître et les *étouffements* et la *toux* et les battements de cœur.

Bien que le foie joue dans ces maux un rôle des plus importants et des plus méconnus, il n'est pas *toujours* l'auteur *premier* du mal ; car les émotions violentes, les chagrins prolongés, ont la faculté d'engendrer les maladies du cœur parce que l'effet *direct* des émotions de l'âme porte sur la circulation du sang et par contre sur le cœur qui, en sa qualité de SIÈGE DE L'AME, subit davantage les secousses morales ! Il me reste à ajouter que certaines maladies du cœur sont héréditaires, et qu'elles résultent, en outre, d'un *vice de conformation* de l'organe. Dans ce cas, la maladie est *incurable!*

Je faisais observer tout à l'heure comment on s'imagine que la maladie est là où la douleur existe, et j'ai dit combien on se trompe ! C'est ainsi que l'on accusera la tête, si c'est là le point douloureux ; je me contenterai dans cette brochure, trop longue déjà, d'avertir que *tous les maux de la tête et de ses organes* viennent de *l'intestin* et *du foie ;* parce que ces viscères étant contractiles, enveloppés en outre par les tissus contractiles eux-mêmes qui les logent, arrêtent plus ou moins la circulation du sang, et obligent ce liquide *à se porter* dans les parties qui ne lui font pas obstacle. Or, ces parties sont les *poumons* et la *tête* qui ont des enveloppes *osseuses*, et par conséquent *peu contractiles* pour les poumons, et pas du tout pour la boîte osseuse qui renferme le cerveau, lequel est, en outre, dépourvu de la faculté de se contracter.

Si, par la pensée, nous ajoutons à cette cause purement *mécanique* des congestions, les maladies si fréquentes du foie et de l'intestin, si nous y joignons l'action des vices

du sang *qui se trahiront* AU DEHORS, le lecteur conviendra
que je suis dans le vrai ; du reste l'essai en est facile, et
l'on verra *toujours* le succès si on écoute mes avis. Il ne
me reste plus qu'à faire remarquer ce que je viens de signaler relativement aux poumons, et je dis : Excepté dans
la phthisie qui résiste aux connaissances actuelles, si vous
voulez guérir les affections de la poitrine, de la gorge ou
du larynx, *traitez le sang d'abord*, et par ma méthode vous
guérirez les *causes secondaires*, c'est-à-dire : les maladies
du foie et de l'intestin qui ont été la source des affections
pulmonaires.

LES MALADIES DES FEMMES, si rebelles aux traitements *locaux*,
seront guéries si on s'occupe davatange de l'état du sang,
de celui du foie et de l'intestin. On ne songe pas assez
combien est faible le volume de l'utérus, vis-à-vis de celui
de l'intestin au bas duquel il se loge.

On ne réfléchit pas que, semblable à un morceau de fer
placé dans un foyer, au milieu duquel il rougira, la matrice, elle aussi, s'enflammera au contact d'une inflammation
intestinale. Enfin, celle-ci s'opposera au retour du sang
utérin par le boursouflement de ses parties enflammées, si
bien que le sang s'amassera dans l'organe générateur de la
femme, où il déterminera des lésions dont la gravité sera
en raison de la durée et de la violence de la stagnation
sanguine. Certes, nous devons prendre en considération
les causes venues d'actions brutales capables de meurtrir
l'organe féminin ; mais là encore, que l'on songe à l'état
général, sans oublier combien est grande en nous la force
curative, surtout quand on sait lui venir en aide.

§ VII.

De la force curative ou force vitale.

Puisque je viens de désigner la force curative, que l'on nomme aussi *effort de la nature* ou *force vitale*, je vais en faire connaître et la *nature*, et le *mode d'action.*

Cette action n'est autre que celle exprimée d'habitude, quand on dit, en parlant d'un malade sauvé parfois contre toute espérance : *La nature l'a guéri.* Mais comment? Pourquoi? En vertu de quelles lois cette nature a-t-elle opéré ainsi ? A ces questions il n'était pas de réponse avant ma découverte *sur la cause de l'existence du fer dans le sang.* Je ne puis que tracer ici des lignes principales qui suffiront à présent.

Chacun sait qu'en médecine on a proclamé l'action *tonique* et même *reconstituante* du fer qui est administré chaque jour comme le meilleur et le plus puissant des fortifiants ; mais personne n'avait eu l'idée de chercher la *cause*, le *principe* de cet effet si bien reconnu. Le fer tonifie, aurait répondu le médecin s'il eût été interrogé, parce qu'il a des propriétés fortifiantes ; de même que l'opium fait dormir parce qu'il a des propriétés dormitives (Molière). Quant à moi, n'étant pas satisfait par cette seule réponse, je me suis mis à chercher, puis j'ai trouvé.

J'avais été frappé, dès le début de mes études d'anatomie, par la situation toujours constante des vaisseaux sanguins vis-à-vis des filets nerveux, c'est-à-dire que je voyais *partout* et *toujours* le nerf *au milieu*, ayant l'artère *d'un côté* et la veine *de l'autre ;* puis une enveloppe réunissait cette trinité qui se trouvait ainsi comme dans un étui. Évidemment, m'étais-je dit, si le Créateur a jugé cette réunion nécessaire, c'est qu'il doit exister *quelque solidarité* entre ces diverses parties. Cela me fut expliqué en réfléchissant à la *nature* du fer, qui est le corps le plus magnétique entre tous, puisque après *l'aimant*, *détenteur* et *attracteur* essentiel du fluide magnétique, c'est le fer que l'on rencontre au second degré.

La physique nous enseigne d'autre part que *tous les corps* sont magnétiques ; mais qu'ils le sont d'autant plus qu'ils sont plus chargés de fer. Il ressort donc de ces connaissances que le corps humain étant *saturé* de fer, tant par celui qui roule avec les globules ferreux du sang que par celui qui est dans les chairs, puisqu'elles sont *construites* avec le sang, étant, dis-je, saturé de fer, le corps humain est lui aussi un des corps *les plus magnétiques* dans lequel *circulera* le fluide magnétique, à la façon des aimants. L'expérience vint bientôt me prouver que j'avais bien jugé, que le corps humain est réellement traversé par un double courant ; l'un *ascendant* et l'autre *descendant*, qui semblables au mouvement d'une bielle de locomotive, deviennent *le principe moteur* de la circulation du sang. Le sang doit donc son mouvement à l'union des courants magnétiques qui *circulent* sur les nerfs, attirés par les deux piles qui les suivent parallèlement : l'*artère* et la *veine ;* ces courants remplacent, chez nous, le *ressort* qui dans la montre fait mouvoir les rouages. J'avais donc bien raison de faire observer combien est incomplète la doctrine de l'École qui règne de nos jours.

Il me serait facile de fournir de nombreux témoignages palpables, appuyés sur la physique, et les expériences physiologiques, par conséquent sur des bases *positives* et parfaitement d'accord avec les exigences de la science moderne ; mais les limites de cette brochure ne me permettant pas de plus grands développements, je me contenterai de résumer ce qui précède, en faisant ressortir l'origine de l'action tonique reconnue aux médicaments ferrugineux, et je dis : *L'activité vitale sera toujours en raison directe, c'est-à-dire égale à la quantité de fer contenu dans le sang. En effet, si la force attractive est puissante, les courants seront puissants ; de leur force* résultera fatalement une plus grande activité dans les courants sanguins, et ceci à cause de la liaison des globules ferreux avec le fluide nerveux. Si au contraire le sang est pauvre en fer, l'attraction étant faible, les courants le seront aussi, et la vitalité languira.

Et je conclus : LA FORCE VITALE *est la* RÉSULTANTE *des courants magnétiques, courants dont l'intensité sera toujours en rapport avec la richesse du sang ; et par sa circulation le sang lui-même devient la force motrice des mouvements organiques.* Enfin, et grâce à ces connaissances, nous savons quelle est LA NATURE DU FLUIDE NERVEUX qui était *admis* sans être *défini,* et nous sommes en droit de proclamer que le *fluide magnétique* est bien le FLUIDE NERVEUX.

Nous tirons donc nécessairement cette conclusion : les courants magnétiques sont *bien la force curative, l'effort de la nature* qui sans cesse tend à rétablir l'équilibre chez nous. Cela se comprend d'autant mieux que nous savons combien est incalculable la vitesse de ces courants ! Or, en vertu de notre *polarisation* avec la terre, ils voudront passer *quand même,* appelés par la force qui les attire. Alors, ils détruiront les obstacles si ces derniers sont faibles, et rétabliront l'équilibre qui est notre santé, ou bien contrariés dans leur marche, amoncelés contre une résistance trop grande,' ils détermineront des *accidents nerveux* ou des fatigues de toute autre nature !... Et je soutiens ici *qu'il n'y a pas de maladies nerveuses, parce que les désordres, dits nerveux, viennent des défauts de qualité du sang, de troubles dans sa circulation ;* cela est péremptoirement démontré maintenant, et explique la raison, *inexpliquée* jusqu'alors, du vieil adage trop oublié : LE SANG EST LE MODÉRATEUR DES NERFS.

De tous temps on a dit que la mission du médecin est *d'aider à la nature,* et c'est parfaitement vrai. Seulement, il ne lui était guère facile d'atteindre ce but sans les connaissances que j'apporte à la science. Il était réduit à faire de la médecine expectante, faute de connaître les grandes lois de la vie. Quiconque voudra prendre mes enseignements en considération, fera désormais de la médecine *mathématique* en quelque sorte, parce que chaque action médicale sera dirigée *sûrement* vers la *cause du mal.*

Deux points capitaux ressortent de ma doctrine, *l'humorisme* et le *vitalisme.* L'ʜᴜᴍᴏʀɪsᴍᴇ reposant sur ma découverte des fonctions du foie n'est plus celui des anciens, celui d'Hippocrate qui régnait encore au xviiie siècle, et je tiens à le faire bien ressortir. Quant à mon ᴠɪᴛᴀʟɪsᴍᴇ, je ferai observer que la façon *positive* avec laquelle j'ai établi la nature de la force vitale ne ressemble également *en rien* aux doctrines fantaisistes des anciens, pas plus qu'à celle du moyen âge, ni à ce que Montpellier professe sur un *principe vital* innomé et non défini ; tandis qu'on pourra désormais diriger la force vitale avec *la bride* et *le mors,* grâce à mes révélations.

§ VIII.

De la force vitale dans les maladies aiguës et dans les maladies chroniques.

J'ai enseigné que pour moi, les maladies aiguës ne sont pas *la maladie,* mais une réaction de l'organisme contre un état morbide *préexistant.* En un mot, les maladies aiguës sont la lutte de la *force vitale* cherchant à rétablir l'équilibre en nous par un effort suprême contre les obstacles qui s'opposent à son cours régulier et normal.

J'ai trouvé la première preuve de cette doctrine dans *les fièvres* que l'on a classées en trois degrés qui représentent bien *l'intensité de la lutte* engagée par la force curative contre le mal préexistant. Ces trois degrés reconnus par l'École sont : La *fièvre éphémère,* la *fièvre inflammatoire* et la *fièvre typhoïde.* La première ne dure guère que 36 heures, et se termine par *l'élimination* des quelques principes morbides qui l'avaient fait naître. La seconde est déjà plus intense puisqu'elle ne se juge qu'au bout de 6, 7, ou 9 jours durant lesquels l'organisme a *cuit* les détritus non éliminés précédemment et dans le temps voulu. Notre organisme a opéré véritablement la *cuisson* de ces matières morbides, grâce à leur *inflammation,* et voici comment : Chacun sait que tout principe végétal ou animal, privé de circulation, *fermente, s'enflamme* par la fermentation et *se corrompt* durant la cuisson, opérée sur LE FOYER de l'inflammation, pour *devenir matières fécales ou fumier.*

Il en est ainsi des sécrétions organiques non évacuées ; car étant privées de la circulation elles fermentent et se corrompent. Telle est l'opération qui s'accomplit en nous dans les fièvres ; et leur force ou leur durée est toujours égale à la masse des éléments en combustion. *La fièvre typhoïde* représente le plus haut degré de la combustion ; et la preuve c'est que *tout ce travail* s'opère dans l'intestin considéré par toutes les écoles comme étant le siège de la maladie. C'est dans l'intestin, en effet, que se trouve la plus grande masse de sécrétions non évacuées, puis les glaires épaissies, résultant du long séjour des mucosités, enfin la bile épanchée, qui est non seulement un principe de ferment, mais un liquide des plus corrosifs. Bien plus, pendant la durée de *cette grande réaction de la force vitale,* le foie s'efforce d'éliminer son trop-plein, en sorte qu'il multiplie *fatalement* sa fonction dépurative à mesure que les granulations deviennent libres par l'écoulement bilieux dans l'intestin. L'observation de ce fait a conduit le respectable Dr Beau, médecin de la Charité à Paris, à professer que la fièvre typhoïde est une supersécrétion du foie, mais pour ce célèbre praticien, la supersécrétion hépatique était LA MALADIE ; tandis qu'il n'en est pas ainsi, mais *c'est le contraire,* puisque le foie en agissant d'après son rôle, travaille à la *guérison* en dépouillant le sang de ses parties malades. Il serait à désirer que ces lois fussent bien connues de mes honorables confrères, et qu'ils fissent l'expérience de mon mode de traitement. Ils verraient les gué-

risons se multiplier, et auraient la satisfaction d'agir à coup
sûr. Seulement, ils risqueraient d'échouer encore s'ils sont
privés du secours de mes purgatifs qui agissent sur les résidus sans irriter les organes ; et d'autre part, il faudrait acqué-
rir l'expérience et l'habitude dans la *direction* du traitement. Je dirai seulement, pour mieux faire ressortir avec
quelle rapidité le foie dépure le sang durant la typhoïde,
que souvent j'étais obligé de donner *trois purgations* dans
la même journée. Je ne sauvais le malade qu'à ce prix, et
loin de l'affaiblir, je le fortifiais puisque je détruisais la
fièvre en ôtant les principes de fermentation et de combustion.

Je ne puis m'empêcher de signaler le contraste qui existe
entre ma démonstration et celle des écoles. Celles-ci ont
appuyé leur doctrine sur les désordres constatés dans l'intestin *après la mort*, c'est-à-dire, après les ravages *de l'incendie*. On évitera ces ravages si, au lieu de combattre
des effets, on attaque *la véritable cause* dès le début.

Est-ce à dire que désormais *tous* les malades doivent être
sauvés ? — Certes non ! Et je profite de cette occasion pour
rappeler l'attention sur une chose que l'on prend trop
peu en considération, je veux parler de *l'état antécédent*
lors de la déclaration de la crise de réaction de la fièvre.
En effet, si la crise éclate chez une personne saine relativement, non affectée de vices du sang, la *force de réaction*
sera si puissante chez elle que certes on aura raison de la maladie. Mais, si au contraire la crise se déclare chez un individu brûlé par la boisson, par le tabac à fumer, par une nourriture mauvaise ; si, d'autre part, le foie et l'intestin sont
frappés déjà de sérieuses affections nées des causes sus-in-
diquées, si en outre le sang contient encore des principes
viciés, la *réaction sera nulle ;* et bien plus, la fièvre ayant
trouvé une si grande masse de détritus qu'elle a enflammés,
le médecin arrivera trop tard ! Il sera comme le pompier
qui vient avec une petite pompe pour éteindre un grand
foyer ; évidemment il n'arrêtera pas l'incendie !!

La quinine donnée dans les fièvres est d'un puissant secours, parce qu'elle *modère* le travail de combustion ; mais pour notre dernier cas, elle sera une pompe trop faible !

Lors des épidémies, les malades subiront un sort qui sera en rapport avec les deux catégories que je viens de signaler ; car le *miasme pestilentiel* est la *mèche* qui allume le feu. Semblable à une balance, chargée également, et qu'un poids léger fera osciller jusqu'à ce que l'équilibre soit rétabli par l'enlèvement de ce poids ; de même la force vitale, arrivée à une tension égale à la force de résistance de la maladie, entrera en lutte avec le mal, si un élément quelconque vient rompre l'équilibre. Cette lutte représentant les oscillations de la balance ne cessera qu'après la destruction du principe morbide.

La maladie prendra alors le caractère de l'épidémie ; elle sera ou une *petite vérole*, ou une *rougeole*, ou une *scarlatine*, ou un *typhus*, ou *le choléra*, etc.

Ces quelques pages auront, je l'espère, fait comprendre à mon lecteur que je suis dans le vrai en soutenant que les maladies aiguës sont des *réactions* de la force vitale contre le mal préexistant. Si malgré les efforts de la nature, de la force vitale, *tous* les principes morbides n'ont pas été éliminés durant le combat *actif* que je viens de décrire, la maladie passe à L'ÉTAT CHRONIQUE. On l'a nommée ainsi parce que l'on ne peut déterminer alors *le temps* que va durer cet état ; malheureusement, cela est souvent très long, car les maladies chroniques sont la pierre de touche de la médecine, l'écueil contre lequel viennent s'émousser tant d'armes inutilement employées ! Il n'en sera plus de même si on m'écoute, puisque en régénérant le sang par le traitement du foie, on ranimera la *force vitale* qui de temps en temps opérera des réactions salutaires, puis la guérison. Ces réactions ne seront autres que des *crises* plus ou moins intenses ; il faudra que le malade sache les subir patiemment si je lui dis que la loi naturelle est celle-ci : LE CORPS NE GUÉRIT QUE PAR DES CRISES.

Je ne puis terminer cet aperçu relatif à la force vitale sans parler de LA PARALYSIE, dont la *véritable* cause est si peu appréciée. En effet, n'est-ce pas le système nerveux *seul* qui est accusé dans ce cas ? N'est-ce pas contre son défaut *d'action* que sont dirigés tous les efforts de la médecine ? Aussi, comme on fait fausse route, la paralysie est presque toujours *incurable*. Tandis que, si on prend en sérieuse considération les altérations sanguines qui privent notre liquide nourricier de ses parties ferrugineuses et de sa qualité nutritive, on obtiendra le rétablissement des courants magnétiques *suspendus* ou *dévoyés*, et la paralysie sera guérie. C'est donc *au sang* qu'il faut adresser la médication et non pas au système nerveux qui n'est en cause que si, par la longueur de la maladie, il est frappé de ramollissement. Mais tant que le système nerveux conservera sa constitution *intacte*, on vaincra la paralysie par le rétablissement de la circulation du sang.

Je viens d'avoir une nouvelle preuve de ce que je soutiens ; et je dois citer le *fait* : Bien que j'aie dû renoncer à la vie active, je n'ai pu refuser mes soins à quelques malades qui sont venus me trouver jusqu'au lieu de mon exil volontaire en Suisse. L'un d'eux excita au plus haut degré mes sympathies, car jeune encore et fortuné, il était frappé d'une paralysie presque complète des membres inférieurs. Depuis longtemps, il était privé d'appétit et digérait mal le peu qu'il mangeait, en sorte que la maladie faisait de rapides progrès. Il avait reçu les soins de toutes nos célébrités médicales, il avait eu recours à toutes les méthodes, et venait en dernier lieu de consulter un célèbre docteur de Paris, qui renouvelle les doctrines de Paracelse sur l'affinité que chacun de nous possède pour tel ou tel métal. Le cuivre avait été l'élément désigné par la constitution de mon malade, mais l'application n'avait amené aucun résultat. Bref, il vint à moi, à bout de ressources et à bout de forces !... Sa situation était si grave que j'hésitai beaucoup à lui donner mes soins ; mais je cédai enfin à ses pressantes sollicitations. Il m'avait confessé, que, pour combattre certains accidents, il avait subi, à diverses reprises, de longs traitements mercuriels. Le sang, chez ce malade, se trouvait par suite altéré *au plus haut degré ;* là donc était bien *le principe du mal,* et je devais diriger tous mes efforts sur la *régénération* du sang, opération qui était simple pour moi, grâce à mes moyens de faire réagir le foie. Le mieux vint lentement, peu à peu, à cause de la faiblesse qui me forçait à agir doucement. J'arrivai ainsi à faire manger et à faire digérer mon malade, qui chaque jour fabriquait un sang *neuf* et réparateur. Enfin, deux années se sont écoulées depuis, et il a repris ses chairs ; il est frais, et marche avec assurance. En suivant la route que je viens d'indiquer, j'ai eu la joie de faire du bien à un désespéré et, de plus, la satisfaction encore plus grande, celle qui est la vraie récompense du médecin : d'avoir rencontré un homme au cœur plein de reconnaissance, et empressé à me renouveler ses témoignages affectueux que je partage !

Je ferai observer que la régénération du sang est toujours une opération *lente*, qui exige quelquefois *un an, deux ans, trois* et même *quatre années ;* car si d'un côté on élimine les principes du mal, il faut que par la nourriture on donne de l'autre, à l'organisme un sang nouveau. Il est facile de comprendre que la durée du traitement sera en raison de la profondeur de l'altération du sang et du foie. Néanmoins, le malade n'est pas soumis constamment à l'action des remèdes. Il est rare qu'au début il ne faille pas agir assez vite, vu le trop-plein ; mais à mesure que le sang s'épure, à mesure que la proportion des éléments altérés va en diminuant, le foie met plus de temps pour se remplir, et il faut le vider moins souvent. C'est ainsi que l'on restera d'abord deux mois, puis trois, puis six mois sans être purgé ; enfin, quand la cure est faite, je conseille d'éliminer, chaque année, au printemps et à l'automne, les quelques résidus organiques qui n'auront pas été rendus chaque jour en leur temps, à cause des fatigues inévitables de la vie.

Je termine par une comparaison parfaitement juste. Le foie agit vis-à-vis du sang comme une éponge vis-à-vis de l'eau répandue dans un appartement. Si on a placé l'éponge au milieu de cette eau, elle se remplit tant qu'elle peut, mais une fois gorgée, elle laisse l'eau autour d'elle sans l'éponger. Que l'on enlève l'éponge et qu'on la presse ailleurs, elle reprendra de l'eau sitôt qu'on l'aura remise sur le parquet ; enfin, à force de la presser et de la replacer dans l'eau, on finira par sécher l'appartement. *Elle ne prendra plus rien* quand il n'y aura plus d'eau. Il en est ainsi du foie qui laisse dans le sang tous les vices qu'il renferme, quand il est plein déjà du produit de sa distillation ; mais si on presse l'éponge, c'est-à-dire, si on délivre les cellules de ce qui les gorgeait, elles se rempliront de nouveau, en épongeant le sang qui passe chez elles. En répétant cette opération, *autant qu'il le faut*, on finira par éponger les vices du sang, comme on a épongé l'eau dans l'appartement.

Ceci étant bien compris, on juge comme j'ai eu raison de ne plus dire avec l'École: *Le foie est une glande, et quand on s'est purgé il faut se purger toujours*, et combien est plus juste mon axiome : *Le foie est une éponge qui ôtera les impuretés du sang, tant qu'il y en aura*, et qui ne rendra *plus rien* si le sang ne lui apporte, par ses vices, les éléments constitutifs de la bile. TELLE EST L'EXACTE VÉRITÉ. Un travail aussi important ne s'accomplit qu'avec lenteur, ai-je averti ; mais je vais indiquer un moyen certain pour prémunir nos enfants contre une pareille nécessité.

§ IX.

Des soins à donner à la femme enceinte, puis à l'enfant.

Le moyen en question est dans les soins à donner *en premier lieu* à la femme enceinte ; et c'est ce que l'on ne fait pas, ou bien ce que l'on fait mal. N'est-il pas vrai que durant la grossesse, on ne combat les fatigues nées de cet état, que par de simples *palliatifs*, et jamais par des *cura-*

tifs qui ont par leur nature une action assez énergique ? On redoute ces derniers dans la crainte de provoquer une fausse couche, en sorte que la médication habituelle se réduit à quelques bains, à une ou deux saignées, ou à l'emploi de laxatifs très doux, tels que la magnésie calcinée ou la rhubarbe ; encore ces remèdes sont-ils donnés avec la plus grande circonspection ! Il résulte de cette manière d'agir, que la femme arrive au terme de sa gestation escortée de toutes *les causes* que j'ai signalées comme étant la source de la maladie : inflammation intestinale compliquée d'engorgement hépatique ou quelquefois d'une affection plus grave, unie le plus souvent à telle ou telle altération sanguine. Mais la femme seule n'est pas l'unique victime frappée dans ce cas, l'enfant qui est formé du sang de la mère, hérite de tout son état morbide ! En sorte qu'il vient au monde avec *la maladie* en germes, souvent avec la maladie déjà établie. Mais là ne s'arrêtent pas encore pour l'enfant les accidents qui l'ont frappé ; car le mal grandira à mesure que lui-même se développera, et cela d'autant plus facilement qu'à sa naissance on n'a *rien fait* pour combattre chez lui les accidents morbides observés chez la mère. On a conçu une telle horreur des évacuants, depuis le commencement de ce siècle, que l'on se contente de donner au nouveau-né quelques cuillerées d'eau sucrée s'il crie ou gémit à cause des coliques dont il souffre, grâce au *méconium* épanché dans son intestin. Autrefois, il restait une planche de salut à ce nouvel arrivant, c'était quand les mères nourrissaient leur enfant, parce qu'elles donnaient à leur petit être *leur premier lait* qui est PURGATIF. C'était du moins un secours donné par cette première action *naturelle*, placée là par le Créateur pour crier au médecin : *Purgez donc cet enfant !* tandis qu'aujourd'hui, si avec une nourrice, l'enfant court la chance *bien rare* d'éviter quelque peu les conséquences des vices héréditaires,

---

[1] On nomme ainsi la bile verte qui est le premier excrément rendu par le nouveau-né.

il est privé de l'action purgative *du premier lait.* En effet
la nourrice appelée à lui donner le sein a fait ses couches
depuis longtemps. Donc, restant avec tous les éléments de
la maladie, le pauvre petit sera atteint bientôt par les
maux de l'enfance, qui tous ont l'origine que j'ai révélée
dans cette brochure. Enfin, s'il est venu avec quelque vice
du sang, ce même vice grandira avec lui pour déterminer
plus tard de profondes altérations organiques ; alors il lui
restera la ressource, en suivant ma méthode, d'y trouver
un moyen efficace contre le mal qu'il a puisé dans le sein
maternel !...

Si elle a eu le courage de lire mon opuscule, LA MÈRE jugera combien il lui est facile de prémunir contre la maladie ce bien-aimé qui s'agite en elle !!... Mais là ne s'arrêtera pas sa récompense, elle portera elle-même le fruit de
son dévouement ; car JE LUI PROMETS qu'en suivant mes
avis, elle se soustraira *à tous les accidents* qui menacent
la vie d'une femme en couches, aussi bien qu'aux suites
fâcheuses de ce laborieux travail.

Et d'abord, que la femme porte les premiers soins sur
l'inflammation intestinale, qui existe presque toujours chez
elle, et surtout pendant la grossesse. J'ai vu rarement, durant ma longue pratique, cette affection ne pas exister avec
plus ou moins d'intensité. On devra commencer par se soumettre au régime indiqué dans mon paragraphe sur la
chlorose et l'anémie, et prendre chaque jour un des lavements dont je donne la formule dans la partie consacrée à
mes spécialités. Il va de soi que le lavement, pris le matin
à jeun et à une bonne température, sera plus ou moins
laxatif selon le degré d'inflammation, ou plus ou moins
adoucissant. On fera bien de prendre, en outre, pendant le
jour, quelques boissons rafraîchissantes, au goût du malade,
telles que : limonade chaude, sirop de groseilles avec de
l'eau chaude, eau d'orge, ou lait coupé d'eau bouillante à
moitié et sucré ; etc.

Après avoir suivi ce régime une huitaine de jours, on
commence à se purger, avec huit, puis dix, puis douze de

mes pilules anti-bilieuses. Si on vomit, c'est *signe du trop plein* ; alors il faut continuer pendant plusieurs jours de suite jusqu'a cessation des vomissements. Puis, on prendra les pilules tous les deux jours pendant une semaine, et un bain salé à 3 kilog. avec 5oo grammes d'amidon, le lendemain du jour où l'on a pris les pilules. Pour que le bain fasse tout le bien désirable, j'engage à suivre exactement les indications données à la fin de la brochure, sous le titre : *Manière de prendre un bain.*

Il faudra continuer les lavements tous les soirs, une heure avant le repas ; car ils sont destinés à servir de *bain interne* chargé de combattre l'irritation provoquée dans l'intestin par le passage de la bile et par d'autres matières corrosives.

Si le mieux est manifeste, on suspendra tout traitement pendant un mois, après lequel on recommencera un traitement analogue. Durant ce temps de repos, on suivra toujours le premier régime.

Si la langue est chargée et jaune le matin, il faudra en venir à ma potion purgative comme coup de balai. Elle n'est pas agréable à boire, mais son action ne peut se remplacer.

Je ne puis m'étendre davantage sur ces indications, faute d'espace ; car je crains d'effrayer tout le monde, avec une brochure trop volumineuse déjà !.... Je résume : On se purgera *autant* que l'état général le réclamera, aussi bien pour combattre les altérations du sang, que pour traiter les engorgements du foie et l'inflammation intestinale. Avec mes médicaments, *la femme enceinte sera purgée sans être exposée aux accidents* provoqués par les autres purgatifs. Non seulement, elle ne sera exposée à aucun accident ; mais elle se fera *toujours du bien,* parce que mes remèdes n'irritent pas, et sont aussi inoffensifs que le pain. Traitée ainsi, la femme arrive à terme, *débarrassée de tous les dépôts organiques susceptibles de s'enflammer et de se corrompre,* dépôts alimentant la fièvre, qui, dans ce cas, détermine LA PÉRITONITE, en vertu des lois générales que j'ai expliquées en parlant de la fièvre.

A ce propos, j'ai fait ressortir que *la mèche* qui met le feu aux poudres accumulées, sera peut-être *un miasme épidémique* : cela a lieu souvent après l'accouchement. Mais la *mèche* qui allume *toujours* les fièvres graves de la femme en couches, c'est LA FIÈVRE DE LAIT. Cette réaction *naturelle* sera bénigne, inoffensive quand le corps est sain ; tandis que s'il ne l'est pas, le même mouvement fébrile déterminera la combustion spontanée de *toutes les humeurs* existant avant la délivrance, et souvent la mort, lorsque les aliments de l'incendie sont trop nombreux.

Mais là ne doivent pas se borner les soins à prendre, il faut éviter les *suites de couches*. Or, les suites de couches et plus tard toutes les graves maladies de la femme viennent de ce que l'on *a mal fait passer le lait*.

Je dirai de suite que je ne conseille pas aux mères, surtout dans les villes, d'allaiter leur enfant ; car avec les tempéraments délabrés aujourd'hui, bien peu de mères seront de bonnes nourrices. Je ne veux pas davantage *des nourrices* ; parce que la meilleure ne vaut rien, en ce sens que l'on ne connaît pas les vices du sang de sa famille. J'ai toujours obtenu des résultats *parfaits*, en faisant élever l'enfant à la campagne, chez quelque bonne femme bien propre et soucieuse de son nourrisson, auquel elle donne ou le lait de chèvre, ou le lait de vache. Il n'y a que ce moyen pour éviter les vices héréditaires, les conséquences des émotions vives des nourrices, ou de leur rapports inconnus, ainsi que les germes des maladies du foie. Donc, la femme ne nourrissant pas, le plus souvent, elle doit veiller *à bien faire passer son lait*. Pour cela, on se contente ordinairement de diurétiques, d'un peu d'huile de ricin pour purger, *et c'est tout !* Je suis une tout autre méthode, et je dis : 1° Couvrez largement les seins avec une feuille de papier brouillard *huilé*, mettez une ouate par-dessus, et enfin une large bande de taffetas gommé qui recouvre les épaules avec la ouate, tout en descendant au-dessous des seins. 2° Purgez trois jours de suite, à partir du jour de la fièvre de lait, soit avec douze pilules anti-bilieuses, soit avec ma potion purgative ; et même, si la langue est très chargée, ayez le courage de prendre dix pilules anti-bilieuses à 6 heures du matin, et la potion à 9 heures ; puis voyez dans le vase ce que ces médicaments feront sortir. Vous comprendrez alors où se trouve la source des *futures* maladies.

Traité durant la grossesse comme je viens de le résumer, le bébé aura hérité déjà de l'action dépurative subie par la mère ; aussi, quand il naîtra, il sera déjà un beau poupon !... Mais c'est alors qu'il ne faut pas ralentir les soins ; et il faut se souvenir que le *méconium*, ou résidu bilieux formé pendant la gestation, deviendra *le levain* de TOUTES les maladies de l'enfance ! — Donc, délivrez vite le nouveau-né de ce ferment, et pour cela, donnez lui le *sirop de chicorée* qui est le meilleur purgatif des enfants ; mais n'agissez pas comme on le fait d'habitude, ne vous contentez pas de cuillerées *à café*, car je vous avertis d'une loi peu connue, c'est que : *Ce poupon possède contre le médicament une force de résistance presque égale à celle de l'adulte.*

Le manque de cette connaissance explique la mort de tant de petits êtres chez lesquels on *agite* les humeurs SANS LES EXPULSER. En conséquence, vous donnerez une ou deux cuillerées *à bouche* de sirop, coupé de 1/3 de lait chaud, et vous continuerez plusieurs jours *de suite*, jusqu'à ce que vous voyiez les selles *jaunes* devenir *assez rares*. En même temps, faites prendre des lavements huileux, le soir ; et mettez des cataplasmes sur le ventre, s'il est besoin.

Plus tard, si l'enfant *est méchant*, reprenez le traitement et sachez que votre petit n'est pas méchant, mais que s'il crie, s'il vous prive de sommeil, *c'est qu'il souffre.*

Le sirop de chicorée agira bien jusqu'à 18 mois, en augmentant la dose au besoin ; mais après, il est trop faible. Comme on a négligé de constituer un purgatif pour les enfants, j'ai comblé cette lacune en faisant mon sirop purgatif, que l'on donnera à la dose de deux ou trois cuillerées à bouche jusqu'à l'âge de 4 ans. A partir de là, le petit malade est assez raisonnable pour que l'on puisse lui administrer des pilules dans du pain d'hostie, ou dans du miel ; en tout cas, cela est loin d'être désagréable comme l'huile de foie de morue *qui n'agit pas*, tandis que l'on obtiendra toujours une amélioration notable, en suivant mes avis.

Je termine *enfin !...* par un conseil aux femmes arrivées à *l'âge critique*, et je leur dis : Sachez que tout le sang privé de son cours naturel sera *transformé en bile*, qu'il deviendra ainsi le principe de maladies souvent incurables, telles que ulcères de matrice ou cancer, hydropisies, maladies de cœur, cancer du sein, etc. — Donc, soignez-vous et suivez une *cure dépurative*, tant qu'elle sera nécessaire. J'ai toujours constaté que rien n'est plus dangereux pour la femme que de passer cet âge *sans s'en apercevoir ;* car plus tard, le jour où elle s'alitera sera proche de ses derniers instants, parce qu'il s'est établi lentement quelque maladie organique contre laquelle on ne portera pas de remède efficace. Au contraire, la femme souffrante traversera facilement cette période pour atteindre son nouvel équilibre. Elle y parviendra d'autant mieux, qu'elle aura plus fidèlement employé les moyens que j'indique pour régénérer le sang.

§ X.

Mes médicaments spéciaux, leur manière d'agir, et leur mode d'emploi.

La classe des médicaments qui m'étaient indiqués par les besoins du foie gorgé de ses résidus, ne pouvait être que celle des *agents chimiques*. J'ai dû en conséquence chercher le moyen de *décomposer* un principe existant. Or, cela ne s'obtient qu'à l'aide d'un autre principe qui lui est *opposé* dans sa nature, et qui, en vertu de son union avec le premier, donnera naissance à un corps nouveau dont l'élimination devient facile ; c'est ce qui se passe dans *toute action chimique.*

Tel est, par exemple, l'effet de l'alcali volatil, préalablement étendu d'eau, pour enlever une tache de graisse sur une étoffe. Il s'effectue alors une *combinaison chimique*, en raison de l'union de l'*alcali* avec l'*acide* de la graisse, puis la formation d'un *sel neutre* qui est éliminé, d'où l'*enlèvement de la tache*.

Je devais donc résoudre le problème suivant: *Trouver des agents doués de la propriété de dissoudre d'abord pour les éliminer ensuite les résidus du foie*, QUELLE QUE SOIT LEUR NATURE; *obtenir surtout ces résultats sans irriter ni fatiguer le tissu propre de l'organe*. On devine que je n'ai pas atteint ce but, sans chercher durant bien des années!... Mais j'y suis parvenu, malgré les difficultés que j'ai rencontrées; et, à force de patience et d'observations, je suis depuis longtemps en possession des remèdes que je publie aujourd'hui, et dont je garantis l'efficacité aussi bien que la parfaite innocuité.

Si les purgatifs ont été non seulement délaissés mais même condamnés par nos maîtres, il ne faut en voir la cause que dans le peu de soin apporté au choix du médicament. Pour nos maîtres, comme pour le malade, un purgatif *est bon* s'il a occasionné *beaucoup de selles;* et on s'inquiète peu de savoir si dans ces garde-robes, le *véritable principe morbide* a été évacué. On ne prévoit pas davantage l'effet de ces remèdes sur les organes qui, après leur action, sont toujours affectés d'inflammation spéciale à la nature des purgatifs vulgairement employés. Le sulfate de soude, le sulfate de magnésie, nommé aussi sel d'Angleterre ou d'Epsom, laissent, après leur effet, une telle sécheresse dans l'intestin que la constipation opiniâtre en est la conséquence! — L'huile de ricin n'agit que par *irritation*, à la façon d'un vésicatoire, et ne purge *pas la bile*. Où verra-t-on, en effet, prendre de l'huile pour faire disparaître de l'huile sur un vêtement? Ce mode de purgation si répandu est un des plus funestes! — Et pour ma part, j'ai cessé de l'employer aussitôt que j'en ai eu constaté les fâcheux effets. Que dirai-je du calomel et de tous les drastiques dont sont composées *toutes les pilules purgatives* connues ?... Tous ces médicaments ne purgent qu'en vertu de *l'irritation* qu'ils produisent, et non pas en raison de la *décomposition* des vrais éléments du mal. La preuve en est que *ces purgatifs* fatiguent au point d'y renoncer bientôt, et c'est de là persévérance de ces accidents qu'est né l'abandon de la médication évacuante.

On s'est rejeté alors sur les eaux purgatives minérales naturelles, sans réfléchir que le *nom seul varie,* tandis qu'elles ont toutes les mêmes bases : le *sulfate de soude,* le *sulfate de magnésie* ou le *sel marin* qui *tous* dessèchent l'intestin ou les organes sur lesquels porte leur action.

On a joint aussi à ces eaux les alcalines, telles que celles de Vichy et autres, qui font réellement du bien, vu leur action dissolvante sur les éléments *huileux* de la bile ; mais elles ne feront que *soulager,* le plus souvent, parce qu'elles n'atteignent *qu'un* des éléments constitutifs de la bile, et *non pas tous.* Il m'a été donné fréquemment de constater ce que j'avance, ayant eu à soigner des personnes qui avaient vainement fait plusieurs saisons dans les stations préconisées pour le foie ; tandis qu'elles se rétablissaient par mon traitement. Une des dernières malades que j'ai guéries, avant de quitter Paris, était allée pendant 17 ans faire régulièrerent une saison à Vichy, espérant y trouver le dissolvant de calculs biliaires dont elle souffrait. Un des médecins de Vichy, racontait son mari, restait auprès du lit de la malade, tout le temps que durait la crise, mais sans apporter le moindre soulagement. Je fus plus heureux, car en quelques mois je lui fis rendre 44 calculs biliaires, et elle se porte à ravir, depuis!!.... ainsi de tant d'autres!!.....

J'ai fait ressortir que l'action de mes médicaments est *purement chimique ;* mais il existe une autre classe caractérisée par des effets essentiellement *mécaniques,* agissant en vertu *d'une force* qui leur est spéciale, et ils ont été nommés *agents dynamiques,* du grec *dunamis* qui signifie *force.*

C'est sur cet ordre de remèdes que l'homéopathie, et plus

récemment *la dosimétrie*, ont établi leurs doctrines représentées, de part et d'autre, par les hommes les plus dignes et les plus honorables. Nier les cures obtenues dans les cas où ce mode d'action suffit à l'organisme, ce serait nier l'évidence, et surtout nier la classe des médicaments à effet *dynamique*.

Mais, aussi bien dans l'homéopathie que dans la dosimétrie, les praticiens se voient assez souvent obligés de recourir à l'*allopathie*, qui alors prend la forme de *vomitifs* ou de *purgatifs*. J'ai employé avec intention le mot *allopathie*, afin de faire ressortir qu'il rend mal *l'idée*, bien que ce soit l'expression usuelle. Et moi je dis : si les médicaments *dynamiques* ont échoué, mes honorés confrères sont obligés de recourir à la classe des médicaments dont *l'action est chimique ;* et c'est dans cet ordre que jusqu'à présent j'ai constamment trouvé mes moyens de *guérison*.

Oui, je puis écrire *guérison*, parce que le malade est bien guéri lorsque son sang est régénéré, et qu'ainsi l'équilibre *parfait* est rétabli chez lui.

A peine arrivé à Paris, je fus vivement sollicité pour employer l'homéopathie, au lieu de mes médicaments qui ne sont pas toujours agréables ; mais il m'arriva, sur ces entrefaites, plusieurs malades ayant fait cinq et six années de cure homéopathique, et *tous* étaient affectés quand même de graves maladies du foie !.... La conclusion était facile à tirer ; aussi je cessai mes expériences sur la doctrine de Hahnemann.

Néanmoins, il est des cas où la dosimétrie est appelée, ainsi que l'homéopathie, à rendre des services. Il n'y aurait qu'à rencontrer des hommes de bonne volonté disposés à chercher, *sérieusement* et *sans parti pris*, quand et comment on pourrait combiner l'action *des agents dynamiques* avec celle des *agents chimiques*.

Cela dit, je commence la nomenclature de mes médicaments spéciaux :

1º *Sirop hépatique et dépuratif à l'Eupatoire d'Avicenne,*
composé. Fondant et légèrement laxatif.

Avicenne, une des plus grandes gloires de l'Antique
École Arabe, d'où est sortie en quelque sorte l'École de
Montpellier, a préconisé avec raison l'Eupatoire contre les
obstructions des organes abdominaux. La puissance dissolvante de l'*Eupatoire* est si grande, qu'il a été employé
même à l'*extérieur* (sur certaines tumeurs), comme un
fondant précieux.

Le foie, étant le plus volumineux des organes renfermés
dans l'abdomen, je me suis mis à étudier minutieusement
l'effet de l'Eupatoire sur les détritus biliaires, et bientôt
je constatai en eux l'action *dissolvante* et *fondante* de
la plante d'Avicenne. Néanmoins, le résultat laissant beaucoup à désirer, j'eus l'idée d'associer à l'Eupatoire d'autres plantes jouissant de la propriété de *lessiver les tissus*.
Je les trouvai dans la classe des médicaments dont le mode
d'agir est *purement chimique*, comme je l'ai expliqué dans
mon préambule. Je savais qu'il ne manque pas, dans cette
classe, des agents chargés de *soude,* de *potasse,* ou de
nitrate de potasse, sels végétalisés par leur assimilation
avec la plante, et par là même plus assimilables avec nos
organes sur lesquels ils agissent sans les irriter. Au
contraire ces mêmes sels : les carbonates ou sous-carbo-
nates de soude ou de potasse, les nitrates de potasse, qui
viennent d'une toute autre source, ont un effet plus ou
moins *caustique,* s'ils sont administrés à l'intérieur.

Choisir dans le nombre des plantes en question celles qui
convenaient le mieux, n'était pas mon unique souci. Il me
fallait de plus *doser leurs rapports* afin d'obtenir *la combi-*
naison que je voulais. J'arrivai peu à peu à réaliser ma
conception première, et je constituai sûrement *mes* sirops
d'Eupatoire composé.

Ces sirops étant *très concentrés,* je les donne dans des infusions d'une tasse à thé, une forte cuillerée *à bouche* par infusion bue très chaude, *quatre* ou *cinq* fois par jour, 1 heure avant ou 2 heures après les repas. Comme dans *toutes* mes préparations il n'y a pas de substances vénéneuses, on peut en augmenter la dose si on le veut, cela sera fait sans danger aucun. Pour ce premier sirop on choisira la feuille d'oranger, les fleurs de pensées sauvages, la reine des prés, la verveine des Indes, les fleurs de violettes, etc...

D'après ce que j'ai dit de l'Eupatoire et des combinaisons qu'il subit, grâce à son association avec les plantes déjà désignées, on comprend sans peine quel *précieux* fondant je possède contre les *engorgements du foie,* contre la *gravelle hépatique* et les *calculs biliaires ;* voire même contre les obstructions intestinales résultant des mucosités desséchées ou épaissies par de longues inflammations. On emploiera donc ce sirop durant six, sept, huit et dix jours, selon le besoin, afin de préparer les voies aux évacuants.

J'ai qualifié mes sirops d'Eupatoire du titre de DÉPURATIFS; et ils le sont vraiment, puisqu'ils *aident* à l'élimination de ce qui obstrue les granulations hépatiques, si bien que celles-ci, étant rendues à la liberté, *dépurent réellement* le sang, en vertu des lois que j'ai enseignées dans cette brochure.

Il n'en est pas ainsi des prétendus *sirops dépuratifs* employés journellement, qui ne *dépurent* RIEN, puisqu'ils ont, par dessus tout, une action pernicieuse sur le foie. Tel est entre autres le *sirop antiscorbutique* exclusivement composé de plantes *irritantes,* comme le cochléaria, le cresson, le raifort, la canelle, etc., le tout macéré dans du *vin blanc !* ... Ici tout est contraire au foie, et je l'ai démontré ailleurs ; donc *ce n'est pas un dépuratif.* Malgré cela, c'est le remède le plus employé pour les enfants, grâce à la disette de bons médicaments, grâce surtout au défaut de connaissance sur le rôle dépurateur du foie.

Que dirai-je de l'*huile de foie de morue* qui, elle aussi,

NE DÉPURE NULLEMENT, et qui maintenant est de plus en plus délaissée par les praticiens *consciencieux !...* Je l'ai expérimentée longtemps dans les hôpitaux, et *jamais* je ne lui ai vu réaliser les bienfaits que l'on attendait. Les premiers jours, on remarque souvent quelque amélioration dans les digestions, à cause de la *détente* produite sur les organes digestifs par l'*huile ;* puis, tout reste en stagnation. Malgré ces observations qui ont été faites également par certains de mes confrères, dont j'ai reçu les confidences, la *manie* de l'huile de foie de morue existe encore quelque peu.

Si, chez les enfants, on remplace cette drogue *nauséabonde* et *inefficace* par de vrais dépuratifs comme ceux dont je viens d'indiquer les caractères, on obtiendra *toujours* de bons résultats.

Je dois prévenir, cependant, que mes sirops seront insuffisants si *l'état bilieux* est profond chez ces jeunes êtres. Alors, on devra compléter l'action des sirops dépuratifs, au moyen d'évacuants administrés ainsi que je vais le dire :

Depuis l'âge de *dix mois* jusqu'à *deux ans*, on donnera une ou deux cuillerées à bouche de sirop de chicorée, le matin à jeun.[1] Il faut avoir soin de faire boire, ensuite, une tasse d'infusion de feuilles d'oranger ou de tilleul ; puis, dans la journée, on emploiera le sirop d'Eupatoire, (choisi d'après la constitution du malade) à la dose de *deux* ou *trois* cuillerées à café.

A partir de deux ans jusqu'à quatre, on fera prendre mon sirop purgatif, de 2 à 3 cuillerées à bouche, le matin à jeun, et le sirop d'Eupatoire, de 3 à 4 cuillerées à bouche, pendant la journée, dans une infusion.

Ce traitement doit être continué pendant quelques jours consécutifs, soit 4, 5, ou 6 jours, selon l'état bilieux. Cette période étant écoulée, il suffira de continuer le sirop d'Eupatoire *seul*, et cela, jusqu'à ce qu'il se représente un nouvel

---

[1] On se souvient, sans doute, que j'ai reconnu l'efficacité de cette préparation pour les enfants en bas âge.

état bilieux. Mais, dès qu'il existera, il faudra revenir à une période d'évacuants, en se modelant sur la marche que je viens d'indiquer.

De cette façon, on aura *épongé* le foie qui, ainsi débarrassé, accomplira son œuvre de dépuration. Je n'ai plus à redire que si on fait renouveler la fonction de *l'éponge* (le foie), autant que l'état du sang l'exigera, on obtiendra la régénération de notre liquide nourricier.

Passé l'âge de quatre ans, l'enfant n'aura pas autant d'attrait pour le sirop, et il prendra plus avantageusement des pilules enveloppées dans du pain d'hostie.

Il faudra commencer alors la série d'évacuants par mes pilules hépatiques, à la dose de quatre, cinq ou six, chaque matin. Quant au sirop d'Eupatoire, *quatre* cuillerées à bouche ne seront pas une dose exagérée; et pour qu'il opère mieux, je conseille de s'en servir pour sucrer chacune des infusions dont j'ai déjà déterminé l'usage.

Il va sans dire que le nombre de pilules devra être proportionné à l'âge, aussi bien qu'à l'état bilieux. Si ce dernier est très caractérisé, il ne faudra *pas craindre* d'administrer *une fois* mes pilules anti-bilieuses comme *purgation* après quelques jours du traitement fondant. Je dis cela principalement pour les enfants de 5, 6 ou 7 ans, qui sont assez forts pour prendre *dix* pilules, au besoin.

Je ne suppose pas la nécessité de répéter que l'on devra distribuer la série d'évacuants, selon l'indication donnée pour le sirop purgatif; il n'est pas cependant inutile de le faire observer.

2° *Sirop hépatique et dépuratif à l'Eupatoire d'Avicenne, composé. Fondant et diurétique.*

Ce sirop jouit des mêmes propriétés que le précédent, avec cette nuance qu'il possède encore une action spéciale sur les *reins*. On l'emploiera donc de préférence en premier lieu, si les urines sont rares, rouges, si elles tachent le vase.

Il faudra surtout l'employer dans les cas de gravelle. La dose est la même que pour les premiers ; il sera donné dans des infusions soit de filaments de maïs, soit de diosma-crénata, soit de reine des prés, soit de fleurs de genêts ; en un mot, dans des infusions de plantes diurétiques.

3º *Sirop hépatique et dépuratif à l'Eupatoire d'Avicenne, composé, nº 2. Fondant, nutritif et tonique.*

Ce sirop doit être employé dans les cas d'affaiblissement, quand le malade a besoin de *nourrir* ses organes. Possédant les propriétés dépuratives nécessaires, il est en outre *nutritif.* La dose est aussi de quatre, cinq ou six cuillerées à bouche par jour, dans des infusions de verveine des Indes, de sauge, de mélilot, de mélisse, de tilleul, de pensées sauvages, etc. en un mot, dans une infusion composée de plantes légèrement stimulantes.

Nota. — Ces trois sirops suffisent à tous les besoins de n'importe quelle maladie du foie ; on peut en juger d'après ce que j'ai expliqué de leur effet.

4º *Sirop pectoral ou Poligala de Virginie et Eupatoire, composé. Expectorant, dépuratif et nutritif.*

Calmer la toux n'est pas le moyen *vrai* de guérir la poitrine ; et cependant on n'a pas visé d'autre but dans la composition des sirops pectoraux généralement employés. Ils sont faits ordinairement avec quelque infusion de plantes pectorales, dans laquelle on ajoute *un narcotique*, tel que opium, morphine, codéine, ou autres du même genre... Or, ces narcotiques ont pour effet de *paralyser les nerfs* qui pénètrent les poumons, si bien que *la sensibilité* étant détruite, on *ne tousse plus* ou bien on *tousse moins.* Alors le malade se sent soulagé, et il s'imagine qu'il va mieux parce qu'il tousse moins : c'est le contraire qui a lieu. Qu'il sache donc bien, ce pauvre malade, que la toux est permise par le Créateur pour indiquer la présence *d'anomalies* dans les poumons, et qu'elle est un bienfait. Si, par exemple, vous avalez de travers, vous toussez de suite. Pourquoi? parce que l'organisme est doué *d'un instinct, d'une force* telle contre le mal, *qu'il veut* constamment chasser ce qui n'est pas *à lui ;* sinon, il se révolte contre ce qui n'est pas à sa place. Par conséquent si les poumons renferment des corps étrangers à leur constitution normale, ils s'efforceront de les expulser ; et pour cela ils agiront sur les *fils télégraphiques* dont ils sont pénétrés, et enverront une dépêche pour vous annoncer *qu'un étranger* a PÉNÉTRÉ chez eux. C'est donc par la toux que vous serez avertis. En paralysant les fils télégraphiques au moyen des narcotiques, on agit comme le ferait un intrus qui coupe les cordons de sonnettes afin que l'on ne puisse crier AU SECOURS, pendant qu'il dévalise la maison.

Connaissant ce que je viens de révéler, j'ai raisonné autrement, et je me suis dit : Cherchons à expulser les principes morbides existant dans les bronches ou dans les cellules pulmonaires, nourrissons ces poumons, toujours affaiblis dès qu'ils sont malades, rendons-leur *l'onction douce* dont l'inflammation les a dépouillés ; puis agissons encore par *nos dépuratifs,* car il ne faut pas oublier l'état du sang qui a toujours le rôle principal !!.... et, sur ces données, j'ai composé mon sirop pectoral.

On prendra donc *impunément* cette préparation dépouillée de narcotiques ; bien plus, on aidera à réparer les altérations organiques, si outre les quatre ou cinq cuillerées prises dans la journée, on en prend encore deux ou trois dans la nuit. Les infusions seront de feuilles d'oranger, de bouillon blanc, de lierre terrestre, d'hyssope ou de verveine des Indes, etc. et de toute plante pectorale adoucissante ou expectorante, selon les cas.

J'ai averti, dans le cours de cet opuscule, de l'influence du foie et de l'intestin sur les affections pulmonaires. Il sera donc bon de se servir soit de mes pilules fondantes, soit même des anti-bilieuses, ou des anti-glaireuses, voire même de ma potion purgative, selon les cas.

Ces médicaments seront pris le matin à jeun, et le sirop pendant l'après-dîner.

5° *Sirop purgatif végétal, à base d'Eupatoire et de rhubarbe, destiné aux enfants de 2 à 5 ans.*

Je n'ai rien à dire de cette préparation, qui est établie d'après les principes que j'ai déjà donnés. On en fera prendre une, deux, ou même trois cuillerées à bouche, selon l'âge de l'enfant et selon les besoins. Ce sirop peut être bu tout pur, avec une infusion de thé ou de tilleul immédiatement après.

Il comble une lacune regrettable, puisque, pour les enfants de cet âge, il n'y avait pas de purgatif.

6° *Pilules hépatiques, dissolvantes et laxatives.*

Essentiellement dissolvantes, elles sont prises à la dose de 5, 6, ou 7, de façon à fournir, en outre, deux, trois ou quatre selles par jour. On boit une tasse de thé ou de tilleul dès qu'elles sont avalées, roulées dans du pain d'hostie, ou dans du miel, ou dans des confitures, ou bien prises au naturel, car elles n'ont pas de goût si on les ingère *de suite.*

7° *Pilules anti-bilieuses.*

Purgatives et fondantes, elles conviennent presque généralement à chacun ; car si elles purgent la bile, elles agissent également sur les glaires, mais moins activement sur ces dernières. Je les donne, à la dose de 8, 10 et 12, le matin, à jeun, avec *un bol* de thé ou de tilleul. Je recommande de prendre une heure après, si elles ont agi, un autre bol de thé ou de tilleul *bien chaud*. On aide ensuite aux évacuations par du bouillon de veau, ou du bouillon d'herbes, ou du bouillon de navets et poireaux avec cerfeuil *infusé seulement*, ou de la limonade au citron, *très chaude*. Il est de *toute nécessité* de boire beaucoup afin de bien faire évacuer les matières *dissoutes* par les pilules. En prenant ces pilules à 7 heures du matin, on peut déjeuner à 11 heures *comme si on n'avait pas pris de médicament*. Je recommande seulement de ne pas boire *froid* ces jours-là ; car le froid resserre et paralyse l'action par ce resserrement.

Ces pilules constituent le purgatif le plus simple et le plus facile à prendre, puisque l'on peut les rouler dans du pain d'hostie ; et c'est un mode de purgation qui convient *à tout le monde*, même à ceux qui, sans être malades, désirent simplement se purger une fois ou deux de temps en temps, comme cela arrive assez souvent.

Il ne faut pas s'émouvoir si on vomit après avoir pris ces pilules, qui ne contiennent *rien pour provoquer le vomissement* ; ce phénomène indique tout simplement qu'il y a *trop-plein*, et qu'il faut continuer quelque temps. J'ai vu des malades qui vomissaient *tout médicament* pendant cinq ou six semaines. Ils se décourageaient d'abord, puis finissaient par suivre mes avis, si bien qu'ils constataient ce que je leur affirmais, à savoir : *Que le corps élimine par en haut ce qui se trouve dans l'estomac ou au-dessus, puis une fois que ces couches morbides sont enlevées, l'écoulement se fait par le bas.*

On ne devra pas s'étonner davantage, si l'on n'obtient pas, dès les premiers jours, un effet *vraiment purgatif* ; car il arrive quelquefois que ce médicament est absorbé, ou mieux qu'il se combine avec le trop-plein, s'il est dur, parce qu'il agit comme fondant. Alors, si l'effet tarde à s'accentuer, on fera bien de prendre une potion purgative, 3 heures après les pilules.

Je répète et j'affirme qu'aucun de mes médicaments ne

fatigue les organes ; on peut donc agir sans crainte sur les résidus.

J'ajouterai enfin que, dans les cas d'écoulement rapide de la bile dans l'intestin, on peut prendre 20 pilules anti-bilieuses, dix à six heures du matin, par exemple, et dix à neuf heures. Déjeuner à midi, comme de coutume.

Je conseille *par dessus tout*, aux personnes qui feront usage de mes purgatifs, de prendre la peine de se rendre compte des évacuations. Elles seront récompensées d'avoir vaincu leur répugnance bien légitime, par la satisfaction que leur donnera le résultat.

Combien j'ai vu souvent des dames se soumettre à une série de purgations, parce que certaines de leurs amies avaient pu reconquérir leurs fraîches couleurs après un ou deux mois de traitement. Avant cela, leur teint jaune et bistre était mal voilé par plusieurs couches de poudre de riz ou de fard qui les vieillissait *quand même !*

8º *Pilules anti-glaireuses.*

Leur nom indique que là j'ai voulu suppléer à l'action insuffisante des pilules anti-bilieuses sur les glaires. Elles conviennent aux tempéraments lymphatiques, et seront prises aux mêmes doses et de même que les anti-bilieuses.

9º *Pilules hydragogues.*

Elles ne doivent être employées que dans les cas d'hydropisie bien constatée. Je les prescris à la dose de *trois*, de trois heures en trois heures, jusqu'à la dose de *neuf* s'il y a beaucoup d'eau, et de *six* seulement si l'épanchement est moins important.

Ces pilules ont l'avantage d'agir en même temps sur la bile, et on se souvient que j'ai désigné le foie comme un des auteurs de l'hydropisie.

Si l'état bilieux est *bien évident*, il y aura lieu de prendre trois pilules hydragogues seulement, et 12 pilules anti-bilieuses 2 heures après, ou ma potion purgative dont je parlerai plus loin.

Si l'hydropisie vient surtout du cœur, je conseille le sirop de seillitine de Mr Mandet, pharmacien de Tarare. C'est une préparation excellente dont j'ai obtenu les meilleurs résultats. Ce qui n'empêchera pas, une fois le liquide intestinal évacué, de revenir au traitement du foie pour bien établir la cure.

Pour aider aux évacuations nées de mes pilules hydragogues, j'emploie les infusions de fleurs de genêts, 15 grammes par litre d'eau bouillante, chaude et sucrée, additionnée de 3 grammes de sel de nitre par litre. On doit en boire 2 litres au moins par jour.

10° *Potion végétale purgative.*

Elle doit être bue tiède, en une seule fois, à jeun ; elle purge la bile et les glaires, sans laisser d'irritation. Je la nomme *mon coup de balai*, parce qu'elle *évacue les parties décomposées par les pilules*. Les anti-bilieuses elles-mêmes, que j'ai conseillé de prendre comme un purgatif, exercent *malgré tout* une action dissolvante, si bien qu'il reste, soit dans le foie, soit dans la partie supérieure de l'intestin, une certaine quantité de matières qui n'ont pu être expulsées. On comprend sans peine que les pilules, en général, étant dissoutes dans l'estomac par l'infusion que l'on boit en même temps, doivent pénétrer plus avant dans le foie, vu la lenteur de l'action, tandis que ma potion *étant liquide*, l'effet est *direct* sur ce qui est épanché.

Seulement, elle n'est pas très agréable à boire ; mais elle ne peut être remplacée, dans certains cas, par aucune autre de mes spécialités.

Une heure après avoir ingéré cette potion, on boira,

pour aider aux évacuations, ce que j'ai indiqué pour les pilules anti-bilieuses.

Je conseille l'usage de notre potion deux ou trois jours de suite, ou à un jour d'intervalle, selon les besoins. S'il y a épanchement rapide de la bile, ce qui a lieu souvent pendant les chaleurs, il faut donner 10 pilules anti-bilieuses à six heures du matin et la potion à 9 heures.

On peut manger à midi comme d'habitude.

11° *Capsules purgatives.*

C'est une préparation que j'avais employée dès le début de ma carrière, mais que j'ai délaissée. Elles sont composées de *poudres purgatives* qui ne *s'assimilent* pas facilement ; et cela est bien compréhensible.

Je signale simplement cette préparation qui a été empruntée ainsi que mes doctrines, par un praticien qui ne craint pas d'usurper les droits d'autrui.

Donc, ami lecteur, ne vous servez pas de préparations en poudre, cela irrite le foie et l'estomac.

12° *Eau anti-dartreuse.*

Le mode d'emploi est indiqué sur l'étiquette. Je dirai seulement que beaucoup de dartres sont dues à la présence d'*insectes microscopiques*, et que cette eau a la propriété de les détruire. Si les dartres sont le fait d'une altération du sang, cette eau produira, quand même, d'heureux résultats, en vertu de ses propriétés astringentes et fortifiantes. Mais dans ce cas, il est bon de se soumettre quelque temps à mon traitement dépuratif.

LES PELLICULES DE LA TÊTE sont détruites par cette préparation, si on l'emploie 2 fois par mois, à 15 jours de distance.

13º *Lotion anti-dartreuse.*

Cette lotion n'est pas *insecticide;* mais j'en ai obtenu le meilleur effet dans les dartres ordinaires, et contre les taches syphilitiques. Là encore, le traitement interne est obligatoire.

14º *Pommade suppurative.*

Elle est très précieuse contre *les panaris* qu'elle guérit rapidement, contre les plaies suppurantes, telles que clous, furoncles, et anthrax. En un mot, dans tous les cas où il y a de l'humeur à faire sortir.

Je l'ai employée avec succès dans le traitement *des chancres vénériens* qu'elle dépouille de leur virus, si elle est appliquée avant l'induration.

Il faut quelquefois dans le panaris ou les furoncles, s'ils ne percent pas de suite, aussi bien que pour certaines plaies, s'il y a *irritation*, l'alterner avec des cataplasmes faits de *gros son*, humecté seulement avec de l'eau bouillante, de façon qu'il n'y ait plus d'eau quand on prépare le cataplasme dans de grosses mousselines. On l'arrose alors d'huile d'olives, avant de le placer.

De même, si dans le traitement des plaies il se trouve des parties grisâtres qui dénotent une absence de vitalité, il faut saupoudrer la plaie avec du camphre, et placer la pommade dessus.

Dans les chancres à fond gris, à bords mous, et si la cicatrisation languit, on emploiera également le camphre avec la pommade.

15º *Pommade résolutive.*

On en fait usage contre les engorgements des glandes; elle est également efficace dans le traitement des *loupes mol-*

les, ou de *nature vraiment graisseuse ;* mais elle sera impuissante si la loupe est formée de *matière sébacée.* Quand on est dans la saison où l'on peut récolter des feuilles de Bardane fraîches, on applique ces feuilles sur la pommade étendue préalablement sur la partie malade. Aidée de l'action de la Bardane fraîche, ma pommade convertira rapidement *en pus* les loupes, et souvent les glandes qui se vident alors comme un simple abcès et se cicatrisent ensuite facilement.

16° *Poudre pour emplâtre résolutif.*

Le mode de préparation étant indiqué sur l'étiquette, je n'ai pas à m'y arrêter. Je ferai seulement observer que ces emplâtres, qui ne donnent ni rougeur ni douleur même légère, sont souverains dans tous les cas de *congestion sanguine* des organes, ou d'inflammation grave. Ils m'ont rendu de grands services pour enlever les inflammations propres *du tissu du foie,* qui sont plus fréquentes qu'on ne le suppose. Cette affection m'a été révélée par des malades revenant de Cochinchine, chez lesquels j'ai constaté l'état dont je parle, état qui est presque à lui seul la *maladie.* J'ai rencontré cette même lésion assez souvent sous nos climats. D'autre part, l'emplâtre résolutif rendra les mêmes services au foie, s'il est gorgé de sang ; car la propriété de ce remède n'est pas seulement de *diviser,* de *résoudre* le sang, mais il le pompe au travers de la peau sous forme de sérum rougeâtre. Quelquefois, si l'inflammation est étendue, il faut faire les emplâtres avec deux boîtes de poudre. Quelques-uns de mes malades ont eu l'idée de les appliquer dans des cas de bronchite ou de congestion pulmonaire, et s'en sont bien trouvés.

Enfin, ils rendent de grands services dans les contusions. J'ai vu un fait qui m'a surpris moi-même, bien que je connusse l'action de mes emplâtres. Une dame âgée, de ma connaissance, était tombée sur les deux genoux en descen-

dant d'omnibus ; sa fille vint me prier d'aller la voir. Je pris
quatre boîtes de poudre d'emplâtre et je les appliquai moi-
même. On me fit chercher, le lendemain matin de bonne
heure, parce que l'on était tourmenté d'avoir vu les bandes
du genou et le lit tachés de sang. Je tranquillisai la bonne
qui alla annoncer ma visite, et quand j'eus enlevé l'appareil, il n'y avait plus de gonflement aux articulations ! La
dame se mit à marcher, elle était guérie. On comprit qu'à
défaut de ce moyen, l'accident aurait eu de sérieuses conséquences pour la malade.

Je cite ce fait, non point comme une réclame ; mais
afin de faire comprendre mieux l'action de mon emplâtre
résolutif.

Lavements.

Les lavements sont *essentiels* durant mon traitement, et
RIEN ne peut remplacer leur effet salutaire. J'ai eu l'occasion
déjà de faire ressortir que je les prescris en leur qualité de
bains internes, destinés à combattre l'irritation communiquée
à l'intestin par le passage de détritus évacués. Il est peu de
personnes qui n'aient ressenti ces sensations de brûlement,
après les évacuations bilieuses ; on comprendra donc combien est grande la nécessité de combattre ce phénomène.
Quelquefois, cependant, le lavement doit avoir une action
laxative, mais dans ce cas même, il contribue à *rafraîchir*
les organes, en les débarrassant des principes irritants. Si
l'on sent encore de l'irritation, après l'action de ces remèdes
laxatifs, ou purgatifs, on fera bien de prendre un lavement
huileux, un quart d'heure après le premier.

Je donne ici les formules principales des lavements les
plus nécessaires ; mais auparavant j'avertis que je condamne
absolument ceux de mauve, de guimauve, de son, de gly-
cérine, et, par dessus tout, ceux *d'eau froide* qui ont pour
effet de paralyser peu à peu l'intestin.

Voici donc ceux que je conseille :

1º *Lavement simple.*

Composé seulement d'une décoction de graine de lin, dans laquelle on a fait infuser des feuilles d'oranger si l'on veut calmer, ou du tilleul si l'on veut réchauffer.

2º *Lavement huileux.*

On le prépare avec une infusion de fleurs de mélilot et feuilles d'oranger, ou avec du tilleul et feuilles d'oranger, que l'on mélange bien chaude, et à petit filet comme pour un lait de poule, avec trois cuillerées à bouche d'huile d'olives fine, préalablement battue avec un jaune d'œuf.

3º *Lavement laxatif,* nº 1.

Il sera fait avec une décoction de 20 grammes de racine de saponaire, dans laquelle on aura fait infuser soit du mélilot, soit de la feuille d'oranger. On y ajoutera 35 grammes de manne en sorte et une cuillerée de miel.

4º *Lavement laxatif,* nº 2.

Plus actif que le précédent, il sera composé de 20 grammes de racine de saponaire, de six pruneaux et de six figues que l'on fera bouillir ensemble. On y fera ajouter, pour infuser, du tilleul et des feuilles d'oranger, puis 45 grammes de manne et deux cuillerées de miel.

5º *Lavement purgatif.*

On fera bouillir 30 grammes de racine de saponaire, six pruneaux et six figues, et on fera infuser dans cette décoction 12 grammes de feuilles de séné. On passera au clair et on ajoutera : 45 grammes de manne en sorte, trois cuillerées de miel, et 20 grammes de sel gris (gros sel de cuisine).

Nota.—Après l'effet de ce lavement, il est bon d'en prendre un autre à l'huile.

6º *Lavements pour les enfants.*

Je ne puis trop recommander aux mères de famille, de donner des lavements à l'enfant, dès le principe. C'est un médicament dont l'effet est souverain et qui ne peut être remplacé aucunement. Il est *nécessaire*, surtout, quand on a employé les purgatifs ; et dans ce cas, on le donnera le soir vers 5 heures.

On choisira dans les formules ci-dessus celle que la situation réclame ; tout en modifiant les doses, qui seront diminuées en proportion de l'âge.

Vermifuges.

Il faut toujours se méfier de la présence des vers chez l'enfant. Je n'ai pas de formule *spéciale* pour les vermifuges, parce que j'ai apprécié la bonne qualité des remèdes ordinairement employés.

Le seul point sur lequel je dois insister, c'est *la nécessité* d'administrer le vermifuge *le soir*, afin de faire purger le lendemain matin ; parce qu'il faut non- seulement faire périr les vers, mais les empêcher de fermenter et de se corrompre dans l'intestin, ce qui suffirait pour déterminer *une fièvre*.

Vomitifs.

Il est quelquefois nécessaire d'employer les vomitifs ; mais je les conseille rarement. Cependant, si après un traitement par les *délayants* la langue est très épaisse le matin, et *surtout*, si on a de fréquents maux de cœur et un dégoût prolongé pour la nourriture, c'est le symptôme *certain* de la nécessité d'un vomitif.

On devra employer également ce moyen, dans le cas où la poitrine est chargée de mucosités et dans les affections de la gorge. Pour ces maladies, surtout à l'état aigu, le vomitif est un remède héroïque.

Je conseille l'ancienne formule de vomitif, c'est la meilleure, soit : 1 gramme de poudre d'Ipeca et 1 décigramme d'émétique mêlés ensemble et divisés en deux doses égales, à prendre à 20 minutes d'intervalle. Que l'on ait vomi ou non, vingt minutes après la deuxième dose, il faut boire trois ou quatre verres d'eau tiède, coup sur coup, et même plus, si on le peut, puis, quand on a vomi, il est bon de recommencer une fois encore ce lavage.

Grâce à ces soins, les vomitifs font un grand bien, rafraîchissent le foie, et procurent un soulagement que nul autre remède ne fournirait.

Pour les enfants, on emploiera le sirop d'Ipécacuana aux doses ordinaires.

Dans les bronchites des enfants de 1 an ou deux, il vaut mieux employer *un grain d'émétique* divisé en deux doses, que l'on prendra, à 20 minutes d'intervalle, dans un peu d'eau tiède sucrée. Quelquefois même, il est nécessaire d'élever à 10 centigrammes la dose divisée en deux parties égales. Je crois avoir fait observer déjà *que les enfants ont une force de résistance aux remèdes, presque égale à celle des adultes.* Je crois avoir dit aussi que si on ne sauve pas un enfant, dans certains cas, c'est parce que l'on administre des doses *trop faibles* qui secouent le malade sans résultat; c'est une vérité que j'ai pu souvent constater moi-même.

Bains et manière de les prendre.

Les tempéraments sont généralement trop faibles aujourd'hui pour que l'on prenne *impunément* des bains d'eau simple. Je conseille donc et *par dessus tout* les bains salés à 3, 4 et 5 kilos de gros sel. On peut y ajouter 500 grammes d'amidon, ce qui remplace le son très avantageusement.

Les bains de Barèges font toujours beaucoup de bien aussi.

Ils conviennent surtout aux rhumatisants et aux personnes qui ont quelque affection de la peau.

Il faut les composer avec 150 grammes de sulfure de potasse *concassé*. On dépose le sulfure dans la baignoire, et l'eau chaude le fait dissoudre.

J'ai obtenu d'excellents résultats, dans les cas de rhumatisme, voire même à la suite de *refroidissements profonds*, en ajoutant aux bains salés à 5 kilos 150 grammes d'ammoniaque, et 200 grammes d'alcool.

Seulement, dans ces derniers cas, il est *urgent* de prendre les bains comme je vais l'indiquer :

La température doit être de 43 à 45 degrés centigrades. On y met les jambes d'abord pendant 7 à 8 minutes, on s'agenouille ensuite aussi longtemps, puis on fait refroidir le bain à 38 ou 40 pour s'y plonger *progressivement*. Il faut y rester 40 minutes en tout.

Si le bain a été pris convenablement, la transpiration perlera sur la figure, et c'est le signe de son bon effet. Mais pour que le bien soit complet, *il faut* se mettre au lit pendant une demi-heure en sortant du bain, afin de laisser au sang la facilité de reprendre un nouvel équilibre.

Dans certains cas, l'action sudorifique des bains salés peut être augmentée si on y verse une décoction de 500 grammes de tilleul et de 500 grammes de fleurs de sureau.

On obtiendra d'excellents résultats contre le rhumatisme, en prenant les bains de Barèges dans les conditions susdites. Dans les cas ordinaires, je condamne les bains à 25 degrés, fussent-ils salés. La chaleur du sang est de 33° et celle du bain doit dépasser ce degré, car il faut *toujours* une action légèrement stimulante durant le bain qui, s'il est pris à une température inférieure à celle du corps, déterminera *un engourdissement* dans la circulation, ce qui n'est pas *sans danger*. En conséquence, je conseille les bains ordinaires, *salés*, et à 35 ou 37 degrés centigrades.

PRIX

DES MÉDICAMENTS.

---

	fr.	c.
1° SIROP hépatique et dépuratif à l'Eupatoire d'Avicenne, composé. Fondant et légèrement laxatif; le flacon.	4	»
2° SIROP hépatique et dépuratif à l'Eupatoire d'Avicenne, composé. Fondant et diurétique; le flacon.	4	»
3° SIROP hépatique et dépuratif à l'Eupatoire d'Avicenne, composé, n° 2. Fondant, nutritif et tonique; le flacon.	4	»
4° SIROP pectoral ou Poligala de Virginie et Eupatoire, composé. Expectorant, dépuratif et nutritif; le flacon.	4	»
5° SIROP purgatif végétal, à base d'Eupatoire et de rhubarbe, destiné aux enfants de 2 à 5 ans; le flacon.	3	»
6° PILULES hépatiques, dissolvantes et laxatives; la boîte.	4	»
la demi-boîte.	2	»
7° PILULES anti-bilieuses; la boîte.	4	»
la demi-boîte.	2	»
8° PILULES anti-glaireuses; la boîte	4	»
la demi-boîte.	2	»

9º Pilules hydragogues ; la demi-boîte. . . . . 4 »

10º Potion végétale purgative ; chaque potion. 2 25

11º Capsules purgatives ; spécialité abandonnée. » »

12º Eau anti-dartreuse ; le flacon. . . . . 3 »

13º Lotion anti-dartreuse ; le flacon. 2 50

14º Pommade suppurative ; le pot. . . . . 3 »

15º Pommade résolutive ; le pot. . . . . 5 »

16º Poudre pour emplâtre résolutif ; la boîte . 1 50

TABLE DES MATIÈRES.

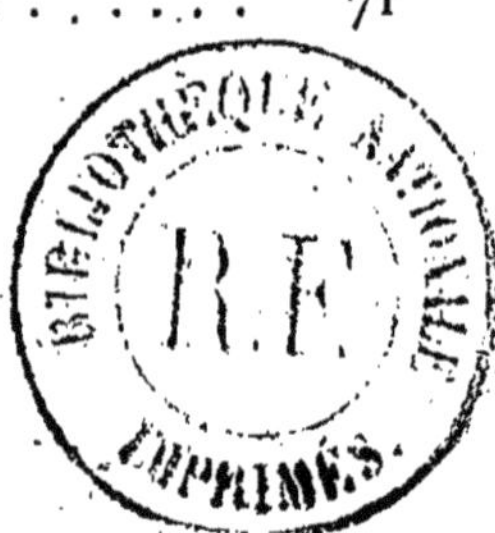

www.ingramcontent.com/pod-product-compliance
Ingram Content Group UK Ltd.
Pitfield, Milton Keynes, MK11 3LW, UK
UKHW020935120726
13693UKWH00003B/1342